하루 5분으로 끝내는 건강 상식

백세 보감

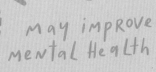

하루 5분으로 끝내는 건강 상식

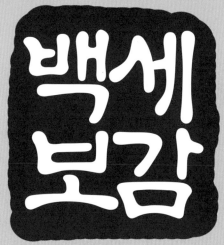

백세 보감

이창호 지음

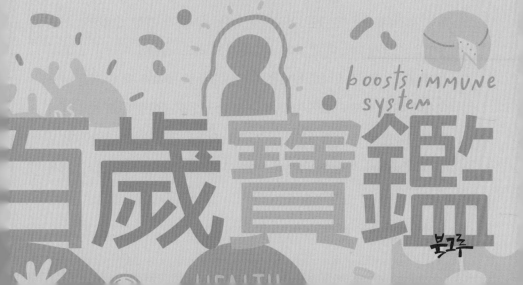

百歲寶鑑

붕그주

여는 글

자신의 몸을 소중히 돌보는
방법을 터득하자!

인간이라는 이름으로 이 땅에 태어나고 살아온 우리들은 무엇이 '삶의 질'을 보장해 준다고 생각할까? 아마도 대다수의 사람들은 건강하게 오래 사는 것을 꼽을 것이다. 그러나 인간은 누구나 살아가는 동안 병이 들어 고생하고 끝내는 죽음을 맞이하게 된다. 이렇듯 마지막 종착역이 있는 인간의 삶은 얼마큼 건강하게 살다 가느냐가 가장 중요하고 이는 무엇을 어떻게 먹느냐에 따라 좌우된다고 해도 과언이 아니다. 모르는 풀 한 포기, 꽃 한 송이도 생명을 살리는 귀중한 약재가 될 수 있는 한방 약재에 대한 이해도 크게 달라져 근래에는 각종 성인병 치료 시 현대의학의 미흡한 부분을 백세보감의 오묘한 조화로 구성되어 보완되었다.

국제중의사 이창호(李昌虎)의 『하루 5분으로 끝내는 건강상식, 백세보감(寶鑑)』과 함께 몸 구석구석을 잘 살펴 자신의 몸을 소중히 돌보는 방법을 터득하고, 잘못된 생활 습관을 개선하여 미래 건강사회를 위한 걸음을 힘차게 내디뎌보자. 현대의학의 한계를 보완, 대체하기 위해 활발하게 연구되고 있는 여러 치료법과 건강법 그 중심에 '백세보감'이 있다. 백세보감은 자연의 원리에 따라 자연의 힘과 자연 그대로의 소재로 건강을 관리하고 질병을 예방한다. 또한 인체에 필요한 물질을 보충해주어 인체가 본래 가지고 있는 치유력을 높여 정상적으로 작동하게 하는, 누구나 실천할 수 있는 쉽고 단순한 건강법이다.

게다가 병을 치료하는 데 있어 단순히 동의보감에 근거를 둔 기록만을 추린 것이 아니라, 민간에 전해지는 속방(俗方)의 치유 방법 등 스스로 경험한 비방까지 덧붙였기 때문에 많은 증상에 참고될 수 있다. 이 책은 한 권으로 읽는 백세보감으로 현대생활 속 건강상식, 양생, 병은 치료보다 예방이 우선이다, 특성에 맞게 몸을 다스리는 10가지 운동법, 내 몸을 살리는 음식, 자연의 선물 약재, 생생 힐링과 삶의 지혜 나누기 등으로 알기 쉽게 구성하였다.

특히 여러 사람들이 흔히 체험하는 증세를 손쉬운 방법으로 치유할 수 있도록 설명했다. 예를 들어 '빈혈을 예방'하고자 한다면 평소에 철분을 많이 함유한 식품을 섭취하도록 하자. 간, 조개, 시금치, 톳 등이 대표적인 권장 식품이다.

이렇듯 활용하기 편리하도록 편집되어 있을 뿐만 아니라 내용이 그 어떤 의서보다도 충실하다는 것을 감히 말하고 싶다. 이 책에서는 내 몸을 살리는 음식으로 생활 패턴에 맞는 맞춤 음식을 제안한다. 제 아무리 건강과 맛을 강조하는 비법이 있다 한들 번거롭고 시간이 오래 걸린다는 이유로 음식을 해 먹지 않으면 무용지물이다. 그런 면에서 저자가 알려주는 모든 내 몸을 살리는 레시피는 실용적이다.

이 책은 국내외 다양한 건강 서적을 읽고, 얻은 건강정보를 체계적으로 정리하여 단 한 권으로 핵심 건강정보를 올바르게 취할 수 있도록 구성하였다. 저자는 안 좋은 생활 습관, 잘못된 식습관 등에 의한 질병으로 힘들어하는 가족과 친구들을 보고, 각종 건강 서적을 읽기 시작했다.

이것이 계기가 되어 소중한 가족과 나의 건강을 지키며 백세 인생을 준비하는 건강지침서를 출간하게 되었다. 이 책에서 제시하는 '백세보감'을 통해 안 좋은 생활습관 및 식습관을 버리고 건강에 대한 생각과 마음의 변화가 생기길 바라며 아울러 병으로 고통받는 환자들과 그 가족에게는 실질적인 해결법이 되기를 바란다.

국제중의사 이창호(李昌虎)

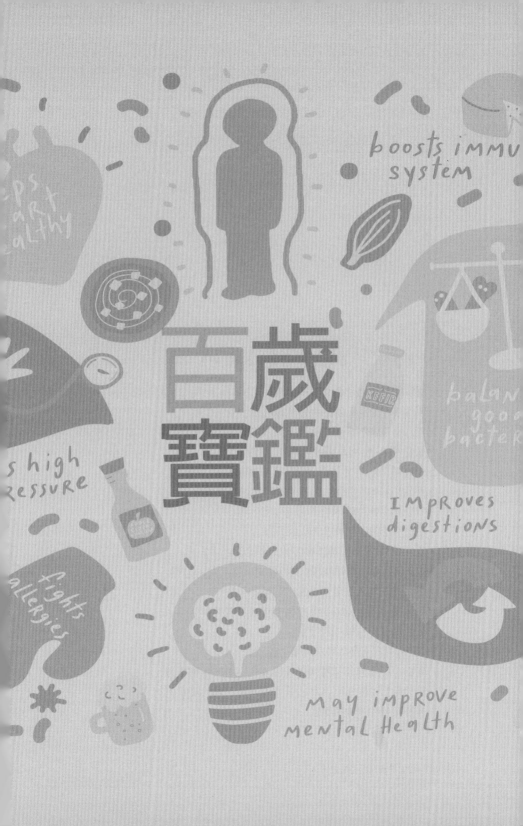

목차

Chapter 6 생생 힐링과 삶의 지혜 나누기 _235

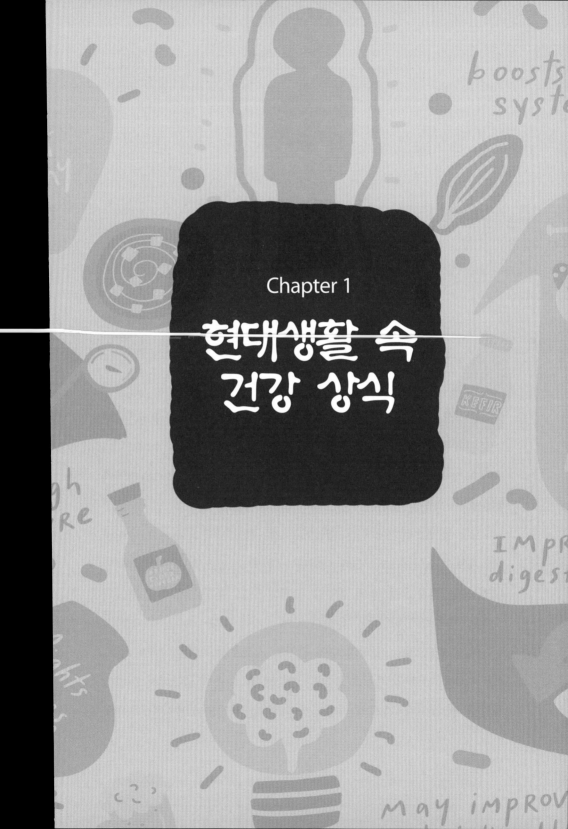

Chapter 1

현대생활 속 건강 상식

혈압의 건강 기준은 어떻게 될까?

일반적으로 자신의 혈압의 정상 여부를 판단하기 위해서는, 세계보건기구(WHO)와 국제혈압학회가 작성한 '고혈압 기준 수치'를 이용해야 한다. 가정에서 측정한 혈압 수치를 토대로 오전의 측정치가 140/90mmHg 이상이면 고혈압을 의심할 수 있다.

보통 스포츠센터에 있는 혈압계는 전기적인 자극의 원인으로 일반 혈압계보다 혈압이 조금 높게 나타난다. 만약 스포츠센터에 갈 일이 있다면 운동 전과 운동 후의 혈압을 측정해 보고, 운동량에 따라 혈압의 고저에 어떤 변화가 있는지 유심히 살피는 것이 좋다.

최근 경향으로는 혈압의 추이 관찰의 지표로서 '맥압(심장이 혈액을 내보낼 때 생기는 압력)'을 주목하고 있다. 맥압이란 수축기 혈압에서 이완기 혈압을 뺀 것이다. 자신의 맥압이 높다면 혈관 질환이 발생할 가능성이 크다는 신호가 되기도 하므로 주의하도록 한다. 평상시 정상 맥압은 35~55mmhg이 적당하다.

기억력 증진에 도움을 주는 비타민B1, B2

기억력을 증진시키는 데 꼭 필요한 영양소로는 비타민 B1, B2가 있다. 이 비타민들은 기억력과 집중력을 향상시키는 동시에 정신 상태를 안정시키고, 피로를 푸는 효과를 지니고 있다. 또한 적혈구의 재생을 촉진시키기 때문에 빈혈 예방에도 도움이 된다. 이러한 비타민들은 간, 굴, 꽁치, 조개 등에 주로 포함되어 있다.

비타민 B1, B2와 함께 '머리가 좋아지는' 영양소 에이코사펜타노산(EPA), 디히드로아세트산(DHA)도 빼놓을 수 없다. 이러한 영양소들은 뇌의 활동을 촉진하기 때문에 기억력이 향상되는 효과를 얻을 수 있다. EPA와 DHA는 치매 예방에도 효과가 있는 것으로 알려져 있다. EPA, DHA가 풍부한 음식으로는 고등어, 전갱이, 꽁치, 가다랑어 등의 등푸른 생선을 꼽을 수 있다.

감기에 걸렸을 때는 따뜻한 물로 목욕하는 것이 좋다

흔히 감기에 걸리면 먼저 열이 나는 것이 일반적이다. 이때는 보통,

목욕을 하는 것은 옳지 않다고 생각할 수 있으나, 반드시 그런 것은 아니다. 따뜻한 물로 목욕해서 몸의 온도를 높인 다음 바로 잠자리에 들면, 체력 회복에도 큰 도움이 되고 몸도 기분도 상쾌해진다.

하지만 장시간 뜨거운 물에 몸을 담그고 있는 것은 감기로 인해 떨어진 체력의 소모로 이어지므로 금해야 한다. 또한 목욕 후에 기분이 나아졌다고 내친김에 또 다른 일을 벌이는 것은 좋지 않다. 따뜻한 물로 목욕을 했다면 바로 잠자리에 들어 휴식을 취하는 것이 좋다.

대체로 간단히 샤워만 하는 경우가 있는데, 가능하면 따뜻한 물에 들어가 몸을 푹 담그는 것이 좋다. 단, 노약자나 체력이 약한 사람은 욕조에 몸을 담그는 것 자체가 체력 소모로 이어지거나 목욕 후 상태가 악화될 수도 있으므로, 현재 자신의 체력 상태가 어떤지 잘 파악한 후에 실행해야 한다.

대중 사우나를 이용할 경우에는, 목욕이 끝나는 즉시 집으로 귀가해 잠자리에 들어야 한다. 목욕으로 따뜻해진 몸이 빠르게 식어 버린다면 오히려 역효과가 날 수도 있기 때문이다. 또한 목욕 후에 물을 마시는 것도 잊지 않도록 한다.

물은 취침 전, 어느 때에 마셔야 할까?

물을 마시면 수면 중 혈액의 농도가 진해지는 것을 막고 뇌졸중과 심근경색 등의 사고를 방지할 수 있기 때문에, 취침 전에 한 컵 분량의 물을 마시도록 권하는 경우가 많다. 그런데 이때 중요한 것은 물을 마시는 시간이다. 취침 직전이면 너무 늦다.

가장 적절한 시간은 잠자리에 들기 2시간 전이다. 만약 몸이 활발하게 활동하고 있는 상태라면, 위의 활동도 덩달아 활발해져 수분흡수와 유효활동이 부드럽게 진행된다. 하지만 수면 중이라면 경우가 다르다. 이때는 위의 활동도 휴식상태로 바뀌기 때문에 취침 직전에 수분을 보충하게 된다면 이는 위에 부담을 주게 된다.

일반적으로 수면 중에는 수분 공급이 제대로 이루어지지 않기 때문에 건강한 사람의 경우라 해도 혈액의 농도가 진해지기 마련이다. 만약 자신이 동맥경화나 고혈압, 당뇨병 등과 같은 지병을 앓고 있다면 잠자리에 들기 2시간 전에 반드시 수분을 보충하는 것이 좋다.

한밤중에 잠에서 깼을 때나 화장실에 가기 위해 일어났을 때는 반드시 수분을 보충한 후에 잠자리에 들도록 한다. 한편, 술을 마셨을 경우라면 알코올을 분해하는 데 다량의 수분이 필요하므로, 평소보다 많은 수분을 섭취하는 데 신경 쓰도록 하자.

술의 해로움은 첫 음주 경험에서 판별된다

간질환 환자들은 대체로 "젊었을 때는 술을 입에도 못 댔어요"라고 말하는 경우가 많다. 술에 대한 첫 경험은 사람마다 다르기 마련이다. 만약 처음 마셨을 때 얼굴이 달아오르고 심장이 요동치며 심하게 취했다면 음주하는 데 있어 주의를 기울일 필요가 있다. 처음의 음주 스타일대로 술을 계속 그렇게 마셔대다가는, 간장 장애, 혹은 만성간염이나 간경화증으로 발전될 위험성이 높다.

알코올은 간장에서 알코올 탈수소효소에 의해 분해되어, 아세트알데히드라는 물질로 변화한다. 그리고 간장에서 아세트알데히드를 산화하는 효소에 의해 아세트산으로 변해 최종적으로 이산화탄소와 물로 분해되어 몸 밖으로 배출된다. 자신이 이러한 아세트알데히드를 산화하는 효소가 적은 체질의 사람이라면 아세트알데히드의 처리가 늦기 때문에 술에 빨리 취하고 숙취에 시달리게 된다. 자신의 체질을 무시하고 계속해서 과도하게 술을 마신다면, 아세트알데히드가 몸에 축적되는 과정을 반복하게 된다. 결국 간도 지쳐서 간장 장애가 발생할 수 있다.

정상적인 소변 횟수는 하루 다섯에서 아홉 번이다

대부분 "하루에 몇 번 화장실에 가야 정상입니까?"라고 묻는다. 하루에 배뇨 횟수는 개인마다 달라 정확하게 단정할 수 없지만, 두세 시간에 한 번이 대체적인 기준이 된다. 물론 각 개인이 섭취한 수분의 양에 따라 횟수는 증감될 수 있다. 만약 자신이, 활동하는 시간에 열 번 이상, 밤에 깨어 있는 동안에 두 번 이상 화장실에 간다면 빈뇨를 의심해야 한다.

또한 배뇨감을 느끼고 화장실에 갔는데 소변이 안 나오는 경우도 있다. 이러한 증상은 여성에게 흔히 있는 방광염이나 남성의 전립선비대증인 경우에 자주 나타나는 증상이다. 방광염의 경우에는 배뇨 시 통증과 잔뇨감을 동반하기도 한다. 전립선비대증인 경우에는 소변의 배출이 어렵고, 소변의 끊김도 좋지 않다.

반면에 배뇨 횟수가 비정상적으로 적은 경우도 있다. 만약 자신이 주간에 네 번 이하로 소변을 본다면 평소에 더 많은 수분을 섭취하는 데 신경 쓰도록 한다.

가장 적절한 수면 시간은 6~7시간

우리 인생의 약 3분의 1가량이 수면 시간이다. 건강한 신체를 유지하고 싶다면 수면 시간을 적절하게 조절해야 한다.

건강하게 장수하는 사람들의 평균 수면 시간은 6~7시간이라는 통계가 있다. 달리 말한다면 6~7시간보다 지나치게 길거나 짧게 자면 오히려 수명을 단축할 수 있다는 것이다.

우리 몸에서는 오후 11시~12시, 오전 2시~3시, 하루에 두 번 수면 중에 성장 호르몬이 분비된다. 성장 호르몬은 성장기에만 분비되는 것이 아니라 연령에 관계없이 매일같이

분비된다. 이러한 성장 호르몬은 몸과 뇌가 활력을 되찾는 데 빼놓을 수 없는 물질이다. 되도록이면 수면 중에 분비되는 두 번의 성장 호르몬의 혜택을 놓치지 않도록 하자. 만약 야근을 하게 되는 경우라면 최저 1회, 오전 2시의 호르몬이 분비될 수 있도록 하자. 밤늦게까지 깨어

일하고 오전 잠으로 부족한 수면 시간을 보충한다는 생각은 잘못된 것이다. 오전 3시 이후에 취침하면 하루 온종일 깨어 있는 것과 마찬가지로 신체는 녹초가 된 상태다.

우리의 수면은 렘(Rem)수면과 비렘(Nonrem)수면으로 나눌 수 있다. 일단 잠이 들면 약 90분마다 비렘수면과 렘수면이 찾아온다. 렘수면일 때는 코골이, 이갈기, 잠꼬대, 몸을 뒤척이는 등의 행동이 나타난다. 막 잠이 들었을 무렵은 비렘수면, 그리고 잠에서 깼을 때는 렘수면인 것이 건강한 생활을 유지할 수 있는 수면 패턴이다. 즉 90분을 주기로 수면 시간을 조정하는 것이 좋다. 종합해서 말하면 수면 시간은 6시간 혹은 7시간 30분이 좋다는 뜻이다. 만약 건강한 생활을 영위하고 싶다면 이불 속에 몸을 뉘는 순간부터 수면설계를 해보자. 성장 호르몬의 분비 시간은 최저 1회, 비렘수면은 최저 2회라는 정도로 계획해 보는 것도 좋겠다.

빈혈 예방하는 비타민 B와 C

빈혈을 예방하고자 한다면 평소에 철분을 많이 함유한 식품을 섭취하도록 하자. 간, 조개, 시금치, 톳 등이 대표적인 권장식품이다. 그런데 단순히 철분만 많이 섭취한다고 해서 빈혈이 무조건 예방되는 것은 아니다. 여기에 더해 철분의 흡수를 돕는 비타민 B와 C도 같이 섭취해야 한다. 비타민 C가 많은 식품은 과일(귤, 딸기 등)과 녹황색 채소다.

덧붙여 우리가 즐겨 마시는 차에 함유된 성분인 카페인에 관해서도 알아두자. 신경을 흥분시키는 성질을 가진 카페인이 체내에 잔류하는 시간은 6~8시간 정도로 상당히 긴 편이다. 따라서 불면증으로 고생하는 사람이라면 오후 3시 이후에는 차를 마시지 않도록 하자. 굳이 커피와 같은 차를 마시고 싶다면 카페인이 없는 것을 골라 마시도록 한다.

열이 날 때 무조건 해열제가 정답인 것은 아니다

평열이란 '평소의 열'이라는 뜻으로 평소 건강한 신체의 체온을 가리킨다. 평소 우리 몸의 평열을 흔히 36.5도로 알고 있는데, 여기에는 개인차가 크게 작용하며 평열이 높은 사람과 낮은 사람도 있다. 그러므로 평소에 자신의 평열을 측정해 숙지하고 있어야 한다.

자세히 말하자면, 평열보다 1도 이상 높은 상태가 발열, 즉 열이 있는 상태다. 예를 들어 평열이 35도인 사람의 체온이 36도이면 몸의 상태가 좋지 않다는 표식이다.

체온은 현재 우리 몸의 상태를 판단하는 데 도움이 되는 중요한 생체 정보(vital sign) 중 하나이다. 우리 몸에서 평열 이상으로 열이 발생하는 발열이라는 증상은 우리 몸(주요 담당기관은 백혈구)이 세균이나 바이러스 암세포 등과 싸우고 있다는 신호로 볼 수 있다. 세균이나 바이러스, 암세포는 열에 약한 성질을 가지고 있다. 열이 날 때 몸이 떨리는 경우가 있는데, 이것은 열을 많이 발생시킴으로써 백혈구의 싸움을 지원하고자 하는 현상이다.

요컨대 몸에 열이 난다고 해서 해열제를 이용해서 강제로 열을 떨어뜨리려는 행동은 잘못된 것이다. 외부 세균과 싸우고 있는 신체의 저항에 찬물을 끼얹는 행위로 볼 수 있는 것이다. 열은 무리하게 내리지 않는 것이 좋다. 단, 40도 이상의 고열이 지속되는 경우에는 참는 것이 능사는 아닐 것이다. 38.5도를 넘는 고열이라면 신체에 무리가 되므로 우선 열을 내리는 것이 옳다.

우리 몸의 체온이 1도 오를 경우, 내장의 활동성은 10퍼센트 가까이 떨어진다고 한다. 발열 상태가 오랫동안 지속되면 신장의 활동이 저하되어 배뇨에 문제가 발생하기도 하는데, 이로 인해 몸에 불필요한 노폐물의 배출도 원활하지 못하게 된다. 만약 오랜 시간 고열이 지속된다면 반드시 의사의 진료를 받도록 하자.

마스크는 습기에 약한 바이러스에 딱!

누구나 감기 혹은 인플루엔자에 걸린 적이 있을 것이다. 이때 바이러스가 다른 사람에게 전염되는 것을 막기 위해 마스크를 착용하는 것은 효과가 없다. 하지만 건강한 사람이 자신에게 바이러스가 전염되는 것을 막기 위해 마스크를 착용할 때에는 효과가 있다. 바이러스에 감염된 사람의 입으로부터 공중으로 흩어진 바이러스는 마스크 착용으로 어느 정도 자신에게 침입하는 것을 막을 수 있다.

그 원리는 의외로 간단하다. 마스크 안쪽에는 호흡에 의해 생성된 습기 때문에 방어벽이 생긴 상태다. 세균은 습기가 많은 환경에서 증식하지만 바이러스는 습기에 약한 성질을 지니고 있다. 가장 건조하기 쉬운 계절인 겨울에 인플루엔자가 유행하는 것은 건조함을 좋아하는 바이러스의 성질 때문이다.

마스크의 재질은 밀도가 높은 소재로 제작된 것이 좋은데, 거즈보다 부직포나 종이 등이 적당하다. 특히 마스크가 자신의 코의 각도에 맞는 타입이라면 보다 방어력이 높다. 마스크는 꽃가루 알레르기에도 도움이 된다.

혈압, 당뇨약 복용의 자가진단은 절대 금지

높은 혈압 때문에 혈압약을 복용한 뒤, 두통도 사라지고 어깨부터 뒤통수까지 아팠던 통증도 가라앉고 컨디션이 아주 좋아졌다고 해서, 잠시 약을 끊어도 되겠다고 자가진단을 내리는 경우가 있다. 하지만 이것은 매우 위험하기 짝이 없는 행동이다.

고혈압 환자가 집에 있는 혈압계로 혈압을 잰 후, 혈압이 내려갔으니 이제 더 이상 약을 안 먹어도 되겠다고 자가진단을 내리고서 혈압강하제를 복용하지 않는다면, 오히려 혈압이 갑자기 올라서 혈관에 큰 무리를 주게 된다. 고혈압으로 인해 약해질 대로 약해진 혈관의 경우에는 갑작스러운 부담을 이기지 못해 파열하고 마는 경우도 생긴다. 당뇨약도 마찬가지다. 자신의 임의대로 이루어진 판단으로 중단하면 혈당치가 상승해 고혈당(당뇨병이 악화된 상태)을 일으킨다. 약은 상태가 호전되더라도 지시받은 대로 복용법을 지키는 것이 중요하다.

한편으로, 혈압이 내려간 다음에는 계속해서 이전과 같은 양의 약을 처방받지 않기 위해 상태가 호전된 이유를 의사에게 알리는 것이 중요하다. '집에 갈 때 버스에서 한 정거장 먼저 내려 집까지 매일 20분 정도 걷고 있습니다' '석 달 동안 3킬로그램 정도 빠졌습니다' 등, 약복용 외에도 자신이 생활 속에서 실천하고 있는 사항을 의사에게 알리는 것도 중요하다. 의사는 이러한 모든 상황을 종합적으로 고려한 뒤 약을 다시 처방할 것이다.

운동 중 마시는 음료수의 당분 함량에 주의하자

운동 중에는 발한과 근육의 피로로 인해 많은 양의 수분을 소모하게 된다. 운동으로 인한 탈수상태에 빠지는 것을 막고 집중력을 잃지 않기 위해서는 수분공급이 원활하도록 신경써야 한다. 그러나 단지 물을 통해서만 수분보충을 하려 해서는 안 된다. 운동 시 현명한 수분섭취 방법을 살펴보자.

많은 사람들이 운동 중 수분을 섭취하기 위해 스포츠 음료를 많이 마시곤 한다. 이때 중요하게 여겨야 할 것은 음료수에 포함된 당의 함량이다. 운동 중 집중력을 유지하기 위해서는 몸속 혈당치의 변동이 가능한 한 없도록 해야 한다.

당분을 섭취하면 몸에 들어온 당분을 흡수하기 위해 인슐린이 분비되는데, 이로 인해 혈당치가 상승한다. 시중에서 판매되고 있는 스포츠 음료 중에 당분 함량이 높은 것으로는 6~7퍼센트로, 이러한 종류의 음료를 마시면 혈당치가 급격히 상승한 후 갑자기 떨어진다. 이처럼 혈당치가 급격하게 오르내리면 집중력이 저하된다. 운동 중 섭취하기를 권장하는 당분의 함량은 3.5퍼센트이다. 이 정도의 혈당치라면 집중력도 흐트러지지 않는다. 음료수 병에 있는 성분표시 안내문에는 100g 당 영양성분 표기가 의무화되어 있다. 가능하면 '당류'를 눈여겨보고 수치가 낮은 쪽을 선택하도록 하자.

스포츠 음료가 없을 때는 커피와 같은 다른 음료로 대체하게 된다. 덧붙여 캔커피 100cc에는 10g, 오렌지주스는 15g의 당분이 포함되어 있다. 이러한 음료를 마시면 혈당치가 상승과 하락을 반복하게 돼 집중력을 유지하기가 어렵다.

물은 조금씩 나눠 마셔야 한다

우리 몸의 70~80퍼센트를 차지하는 것이 물이다. 물 없이는 우리의 생명을 유지할 수 없다. 호흡과 함께 수분은 몸 밖으로 배출되는가 하면, 가만히 있어도 신체 표면에서 끊임없이 땀이 분비되어 증발함으로써 체온이 조절된다. 이처럼 자연스럽게 호흡기와 피부로부터 수분이 배출되는 것을 '불감증산(不感蒸散)'이라고 부른다. 이 말은 자신도 모르는 사이에 수분이 배출되고 있다는 의미이다. 또한 격렬하게 몸을 움직일 때나 운동 시에는 땀으로 다량의 수분을 배출하게 된다.

우리가 하루에 섭취해야 할 수분의 양은 2.4L~3L 정도이다. 음식을 통해 섭취하는 수분의 양이 약 1L 정도가 포함되어 있으므로, 물로는 1.5L~2L 정도를 섭취해야 한다. 만약 땀을 많이 흘렸다면 더욱 많은 수분공급이 필요하다.

물을 마시는 데 있어서는 단숨에 들이키는 행위는 절대 금물이다. 식사 때나 차를 마시는 시간은 물론이고, 1시간 반마다 1컵(약 200cc)의 수분공급이 필요하다. 또한 운동 시에는 탈수증을 예방해야 하므로, 10분에 한 번씩 충분한 수분을 공급해야 한다.

가정에서 구급용으로 구비해야 할 것들

위급할 때를 대비해 구급상자는 기본으로 갖추어 두어야 한다. 유비무환이 최선의 방책이다.

구급상자 안에는 소독약을 기본으로 하여, 가족구성원의 체질과 병력 등을 고려해 각종 상비약을 구비하도록 한다. 가족 중에 감기에 걸리기 쉬운 체질이 있다면, 시중에서 판매되고 있는 감기약은 필수적으로 구비해야 한다. 여기에 더해 입안을 헹구는 약을 구비해 놓는다면 감기가 유행일 때 예방에 도움이 된다. 상비약 외에도 구비해야 할 것들이 있다. 병원 가기 전에 비상으로 쓸 수 있는 응급처치용 약품들도 필요하다. 해열·진통제, 두드러기에 바르는 약, 허리 타박상 등에 붙이는 소염

파스 등이 그것이다.

위생용품으로는 체온계, 반창고, 면봉, 탈지면, 거즈, 붕대, 마스크 등이 있다. 그리고 족집게, 손톱깎이도 추가해 두면 유용하게 사용할 수 있다. 가위도 구급상자 전용으로 조금 작은 것을 준비해 두면 좋다. 이러한 약품과 물품들은 체크리스트를 작성해 확인해 봐야 한다.

구급상자의 내용물은 6개월마다 점검해서 사용기한을 확인해야 한다. 만약 해외여행을 할 계획이 있다면 방문지역의 위생 상황을 조사함과 동시에, 사전에 주치의에게 방문지를 알려 조언을 구하는 것이 좋다. 소독약, 항히스타민연고, 자외선 차단제, 살충 스프레이 등은 반드시 구급상자 안에 구비해야 할 품목들이다.

효능이 같은 약을 겹쳐 복용하는 것은 금하도록 하자

효능이 같은 약을 겹쳐서 복용하는 것은 절대 금물이다. 예를 들어, 내복약(입으로 먹는 약)인 해열제를 복용했는데도 열이 떨어지지 않아 좌약해열제를 추가해 열을 떨어뜨리려고 하는 사람이 있다. 내복약을 복용한 데다 좌약해열제까지 사용하면 혈압이 지나치게 떨어질 우려가 있으므로 삼가야 한다.

또 이런 경우도 있다. 의사에게 처방받은 약을 복용하고 있음에도 불구하고 약국에서 구입한 약을 자신의 잣대로 판단해 이중으로 복용하는 경우가 많다. 효능이 같은 약의 경우에는 효과가 이중으로 겹쳐 심각한 부작용을 일으킬 수 있으므로 주의하도록 하자. 이는 매우 위험한 행동이므로 결코 해선 안 된다.

화상을 입었을 때는 흐르는 물에 상처를 식히는 것이 최고!

화상을 입었을 때는 화상 부위를 찬물로 식히는 것이 일반적이다. 하지만 그렇다고 해서 얼음물에 담그고 가만히 있으면 아무 소용이 없다. 냉찜질을 하면 찬 얼음물과 화상 입은 피부 사이에 온수층이 형성되는데, 이 온수층은 움직이지 않기 때문에 화상 부위를 신속하게 식힐 수 없다. 만약 얼음물 속에서 화상 부위를 자유롭게 움직일 수 있으면 다르겠지만 말이다.

화상을 입었을 경우에는 일정 시간 동안 흐르는 물에 화상 부위를 식혀야 한다. 이때는 수돗물을 틀어놓고 5분 이상 냉찜질하는 것이 좋다. 이러한 응급처치는 약품에 의한 화상일 경우에도 마찬가지이다. 단순히 화상 부위에 물을 끼얹는 것이 아니라, 흐르는 물로 직접 화상 부위를 냉찜질해야 한다. 세면대에 물을 틀어놓고 담그는 것도 좋다. 경우에 따라 호스 등을 이용해 화상 부위에 직접 물을 뿌리는 것도 좋다. 혹시라도 옷이나 양말을 걸친 채로 화상을 입었다면 옷이나 양말을 벗겨내지 않은 상태에서 그 위에 물을 뿌린다. 만약 화상 부위가 얼굴이라면 물을 틀어놓은 세면대에 얼굴을 담그도록 한다.

이렇게 흐르는 물로 응급처치를 하면 빨리 아물고 회복 후 상처 부위도 깨끗하다. 흐르는 물로 식힌 후에는 나쁜 균이 상처에 침투하지 못하도록 거즈를 붙여두어야 한다. 수포가 생겼을 경우에는 균이 쉽게 침투하므로 항균제가 들어간 크림이나 연고 등을 바르고, 그 위에 거즈를 붙여 둔다. 그러나 이러한 응급처치는 국소적인 부위에 한해서다. 만약 화상 부위가 넓거나 상태가 심각한 경우에는 구급차를 불러야 한다.

예컨대 족욕 기구에 발을 오래 담그고 있으면 화상을 입을 수 있다. 또 저온일지라도 장시간 열에 접촉한 경우에는 '저온화상'을 입기 쉽다. 이러한 저온화상은, 신경 감각이 둔한 노인이나 당뇨병 환자(신경장애 합병증이 생긴 경우)에게 있어 각별한 주의가 필요하다. 대체적으로 저온화상은 생각보다 증세가 심각한 경우가 많기 때문이다.

체온의 여러 가지 측정법

"체온을 잴 때는 신체의 어느 부분을 통해 측정해야 하나요?"라는 질문을 받을 때가 있다. 체온을 측정하기에 가장 적절한 신체 부위는 겨드랑이다. 보통 몸 전체 체온의 평균치가 겨드랑이에서 측정한 체온과 거의 흡사하기 때문이다.

겨드랑이 외에도 혀 밑이나 항문에서 측정하는 방법도 있다. 또한 같은 시각에 측정을 해도 신체 부위에 따라 체온이 다를 수가 있다. 대체적으로 혀 밑에서 측정한 체온은 겨드랑이에서 측정한 체온보다 평균 1도 정도 높다. 또 항문에서 측정한 체온은 '직장온(直腸溫)'이라 하는데,

이러한 직장온은 겨드랑이에서 잰 체온보다 평균 2도 정도 높다.

겨드랑이에서 체온을 측정할 경우에는, 땀을 잘 닦은 후 겨드랑이에 체온계를 45도 각도로 꽂고 팔을 밀착시켜 측정하도록 한다. 혀 밑에서 측정할 경우에는, 혀 밑에 체온계를 꽂고 가볍게 입을 다물고 측정해야 한다.

항문 측정은 체온계의 끝을 항문에 대고 2~3센티미터 정도 밀어 넣는 방법을 통해 측정한다. 직장온의 경우에는 주로 영유아인 경우에 측정하는 경우가 많다.

체온을 측정하는 모든 경우, 체온계는 35도 이하로 떨어뜨린 후에 측정하도록 한다. 단, 체온과 관계되는 사항 중 간과해서는 안 될 것이 있다. 그것은 과거보다 현대인의 평열 온도가 낮아졌다는 점이다.

또한 현대인은 평소에 몸을 움직일 기회가 적어 소비에너지가 낮아졌고, 기초대사량(활동을 하지 않아도 필요한 에너지)도 과거에 비해 크게 저하되었다. 그 결과, 같은 양의 음식을 섭취해도 예전 사람들보다 살이 찌기 쉬운 체질로 변했다. 따라서 요즘의 현대인들은 의식적으로 활동량을 늘리는 데 신경을 써야 한다.

식사는 꼭꼭 씹을 수 있는 음식부터 먹자

일반적으로 중국요리의 전채요리로는 해파리냉채가 나온다. 이를 통해, 다른 음식이 들어가기 전에 쫄깃쫄깃한 해파리를 꼭꼭 씹음으로써 '지금부터 음식을 먹겠다'는 신호를 위장으로 보내게 된다. 이런 과정을 통해 위액의 분비가 촉진되고 위장은 소화를 준비하게 된다.

한편 서양요리의 전채요리로는 샐러드가 나온다. 아삭아삭 잘 씹히는 식재료도 앞서와 같은 효과를 얻을 수 있다. 쫄깃쫄깃한 요리로는 일본요리에서 죽순조림, 오이초절임 등이 좋다. 이것은 비단 바깥에서 식사를 할 때만 적용되는 것은 아니다. 집에서 식사를 할 때도 '아삭아삭 전채'와 '쫄깃쫄깃 식재료'를 권장한다.

보통, 전채요리 다음에는 따뜻한 수프나 국물로 위를 부드럽게 데우기 마련이다. 이렇게 따뜻한 자극을 받은 위는 위액의 흐름이 활발해져 위액 분비가 더욱 촉진된다. 따뜻한 국물 음식은 위에 분비되었던 위액을 알맞게 희석하므로 위벽을 보호한다.

만약 외식으로 돈가스 정식과 같은 음식을 먹을 경우라면 처음부터 돈가스 덩어리를 덥석 베어 물지 말자. 먼저 따뜻한 된장국으로 입을 적신 후에 양배추 샐러드부터 먹는 것이 위의 부담을 줄여주는 방법이 될 수 있다.

주사 맞기 전에는 충분한 수분 섭취가 필요하다

누구나 이런 경험이 있을 것이다. 평소에는 아무렇지 않게 주사를 맞다가도 어느 날 더 아파 고통을 호소했던 경험 말이다. 한쪽 팔이 아파 다른 쪽 팔로 바꿨는데도 통증을 느낀다면 아침을 걸렀거나 물 한 모금 마시지 않은 상태일 경우가 많다.

주사의 통증 정도를 결정하는 것은 주사성분의 침투압(농도)과 혈액의 수분성분(혈장)의 침투압(농도) 관계가 결정한다. 주사성분의 농도가 짙은 경우, 혈액까지 똑같이 짙으면 주사성분이 부드럽게 체내로 침투되지 않기 때문에 통증을 느낀다.

만일 병원에서 주사를 맞을 계획을 세웠다면, 당일 아침에는 충분한 수분을 섭취하여 혈액을 부드럽게 하는 것이 통증을 줄이는 요령이다.

속이 거북하게 느껴질 때는 몸의 오른쪽을 모로 해서 눕는다

속이 거북할 때는 위장에 가장 편안한 자세를 취하는 것이 좋다. 위에서 소화된 음식물은 십이지장으로 이동하는데, 그때 최적의 자세는 신체의 오른쪽을 아래로 향해 모로 눕는 것이다. 하늘을 향해 똑바로 누운 상태를 유지하면 소화된 음식물은 계속 위에 고여 있는 상태가 된다. 속이 불편할 때는 5분 이상, 신체의 오른쪽을 아래로 향하도록 모로 누워 있으면 개선된다.

선천적으로 위의 형태가 일반인과 달리, 소화에 시간이 걸리는 유형인 사람도 있다. 이러한 형태의 위를 폭상위(위가 구부러져 있어 체하기 쉽고 소화에 시간이 걸림)라고 하는데, 10명 중 2, 3명 꼴로 폭상위를 발견할 수 있다. 폭상위는 먹은 음식물이 위의 상부에 머물러 위의 하부에서 분비되는 위산의 힘이 미치지 않고 남아돌아 위염을 일으키기 쉽다. 폭상위를 가진 사람 중에는 위의 구조에 따라서, 소화가 완전히 끝날 때까지 8시간 이상 걸리는 경우도 있다.

위 검사를 통해 폭상위를 진단받은 경우라면, 식후에 우선적으로 신체의 오른쪽을 아래로 향해 눕는다. 그 다음 엎드린 자세를 하고, 다시 신체의 오른쪽이 바닥으로 향하도록 누우면 위의 소화와 소화물이 이동하는 데 도움이 된다.

음주 후 복용하면 안 되는 약

일부 약의 종류 중에는 술과 함께 복용하면 효력이 변화되는 약이 있다. 술로 인해 약의 성분이 지나치게 강해질 수도 있다. 가령, 술과 함께 혹은 음주 전후에 복용하면 원래 기대했던 효과보다 더 영향을 주는 약으로 신경안정제(항불안세)와 수면제가 있다. 알코올류는 섭취했을 때 우리 몸에서 각성작용을 활발하게 만든다. 약을 먹고도 자기 전에 습관처럼 술을 마시는 사람이 있다. 약의 효력이 강해지면 맥박이 약해지거나 수면 중에 악몽을 꾸는 등 상태가 악화될 수도 있다.

또한 해열·진정제를 술과 함께 복용하면 위장을 해치기 쉽다. 이러한 약들을 복용할 때는 금주는 필수적이다.

철분제는 녹차와 함께 복용하면 안 된다

많은 사람들이 빈혈 증상을 치료하기 위해 철분제를 복용한다. 그런데 이러한 철분제는 녹차, 홍차, 우롱차와 같은 차 종류와 함께 복용해서는 안 된다. 철분제는 흰색의 정제나 캡슐 형태로 된 것이 대부분인데, 그러한 형태의 내용물은 검은 철가루다. 우리 몸이 필요로 하는 철분은 환원철이라는 산화되지 않은 철분이다. 새까만 가루는 환원철인데, 환원철은 녹차와 함께 복용하면 차에 함유된 타닌이라는 성분에 의하여 산화되어 버리고 만다.

보통 타닌은 위장 내에 30분 정도 머무는 것으로 알려져 있다. 그러므로 철분제를 복용하기 30분 전후, 즉 1시간 이내에는 차를 마셔서는 안 된다.

시중에 유통되는 철분을 다량 함유한 철분보조제를 이용하는 사람들이 적지 않다. 하지만 자가 판단으로 철분제를 무분별하게 복용하게 되면 정량을 초과할 우려가 있다. 철분을 과다 복용했을 경우, 혈압저하나 경련 등을 일으키고 간장에 축적될 위험이 있다. 이로 인해 심각한 상황을 초래하기도 한다. 그러므로 철분제는 반드시 의사의 처방에 따라 정량을 복용해야 한다. 철분제를 복용했을 때, 검은색 배변이나 배뇨를 볼 수 있다.

변비약에 대해

변비치료제의 종류에는 변을 무르게 하는 염류 변비약, 장의 컨디션을 조절하는 정장제, 설사를 일으키는 약 등이 있다. 염류 변비약은 수분의 장내 흡수를 막아 변이 딱딱해지는 것을 방지한다. 설사를 일으키는 변비약은 장의 작용을 부드럽게 하는데 이를 완하제라고 한다. 그런데 이러한 완하제는 처음에는 효과가 좋다가 사용할수록 효과가 없어지고 나중에는 아예 변을 못 보게 되는 경우가 발생하기도 한다. 그러한 이유 때문에 보통, 완하제의 양을 점점 늘리게 되는데, 무분별한 완하제 사용은 절대 금물이며 반드시 의사의 처방에 따라 복용해야 한다.

급성 질환, 불규칙한 식사, 약물 투여나 여행 등 여러 가지 원인에 의해 급성으로 변비가 생길 수도 있다. 이런 경우에는 일시적으로 자극성 하제를 사용하거나 관장을 하도록 한다. 관장은 대체적으로 그 과정이 아주 간단한데, 대부분 즉각적으로 급성 변비를 해결할 수 있는 장점이 있다.

하지만 가장 중요한 것은 자연스럽게 변비를 치료하는 것이다. 약물에 의지하지 않는 쾌변생활을 위해 노력하자. 그러기 위해서는 무엇보다도 수분을 충분히 섭취해 변의 장내 이동을 돕는 것이 중요하다. 아침에 일어나면 먼저 한 컵 분량의 물을 마시도록 한다. 찬물은 자칫 장에 자극을 줄 수 있으므로 따뜻한 물을 마시는 것이 더욱 효과적이다. 또한 운동을 하면 장의 혈액순환이 좋아져 소화·흡수의 움직임도 활발해진다. 앉거나 누워서 오른쪽 아랫배에서 왼쪽 아랫배 방향으로, 즉 시계방향으로 복부 마사지를 한 번에 10분씩 하루 2회 정도 하면 좋다. 이 외에도 평소에 과일, 채소와 같은 섬유소가 풍부한 음식을 충분히 섭취하는 것도 도움이 된다.

약 복용은 몇 시간 간격이 좋은가

만약 해열제를 먹었는데도 열이 떨어지지 않는다면 한 알을 더 추가로 먹어도 될까? 이렇듯 극한 상황일지라도 내복약의 경우에는 3시간 이상의 간격을 두는 것이 좋다. 3시간 이상 간격을 유지한다면, 조금 특별한 경우 하루 3회 복용을 4회 정도로 늘여도 무방하다.

항문을 통한 좌약의 경우에는 약의 효과가 오랫동안 지속되는 편이다. 좌약을 연이어 사용할 경우에는 4시간 이상의 간격을 두는 것이 좋다.

약을 지속적으로 복용하는 것은 어디까지나 고통스러운 증상이 호전되지 않는 특별한 경우에 한정된다는 점을 강조한다.

안심할 수 있는 주치의를 찾는 방법

꾸준하게 지속적으로 내원하여 진료받을 수 있는 주치의가 있다면 안심이 된다. 자신뿐 아니라 가족이 아플 때도 마음이 든든하다. 주치의를 통해, 가족의 체질이나 환경, 과거의 병력 등을 파악하고 있으면 적절한 치료를 제때에 받을 수 있다.

가장 먼저 할 일은 주거지 근처에서 개업한 개인병원에서 진찰을 받아보는 것이다. 의사와 처음 대면하는 초진일 때는 의사가 약간의 질문을 할 수도 있다. 2차 진료 시에는 이미 안면을 익힌 상태이므로 처음 때보다 훨씬 편안하다. 이런 식으로 몇 번이고 진료를 받다 보면 주치의가 된다. 하지만 쓸데없이 많은 약을 처방한다고 생각되거나 자신과 맞지 않는다는 판단이 서면 다른 주치의를 찾아봐야 한다.

단, 자신과 잘 맞는지 그렇지 않은지를 단 한 번의 진료로 판단하려 해서는 안 된다. 의사도 보통의 인간이므로 가끔 컨디션이 좋지 않거나 기분이 언짢을 때가 있기 때문이다. 자신과 주치의 사이에 신뢰관계가 형성되고 주치의에게 전화로 상담까지 할 수 있을 정도가 되면 보다 안심할 수 있다. 만약 응급 시에 연락을 취할 수 있도록 긴급 연락처를 알려주는 의사라면 고마울 따름이다.

피부과나 안과 등 전문의의 진단이 필요하거나 종합병원에서 진찰을 받아야 할 경우가 생긴다면 주치의에게 소개장을 부탁해도 된다. 만약 자신의 가정에 어린아이가 있다면 소아전문 주치의가 반드시 필요하다.

매년 꽃가루 알레르기로 고민하는 사람은 이비인후과나 내과에 주치의를 두고 있으면 든든하다. 안과, 치과, 피부과 등 자신의 질환에 대해 의논할 수 있는 전문의를 알고 있다면 응급 상황일 때 당황하지 않아도 된다.

만약 자신에게 지병이 있어 종합병원의 전문의에게 진찰받는 경우에는 전문의가 주치의가 된다. 하지만 그렇다 해도 주거지 근처에 항상 이용할 수 있는 병원이 있다면 도움이 될 것이다. 감기에 걸려 큰 병원까지 가는 것이 힘들고, 기다리는 시간이 괴로울 때도 근처에 항상 이용할 수 있는 병원에서 치료를 받을 수 있다. 그런데 이처럼 두 곳 이상의 병원에서 진찰받고 있을 경우, 그 사실을 숨기는 환자들이 있다. 그것은 잘못 생각하는 것이다. 주치의가 많다고 절대로 창피한 일이 아니다. 다만 약을 선택할 때 다른 의사의 처방과 겹치지 않도록 조제해 달라고 당부하는 일을 잊지 않도록 하자.

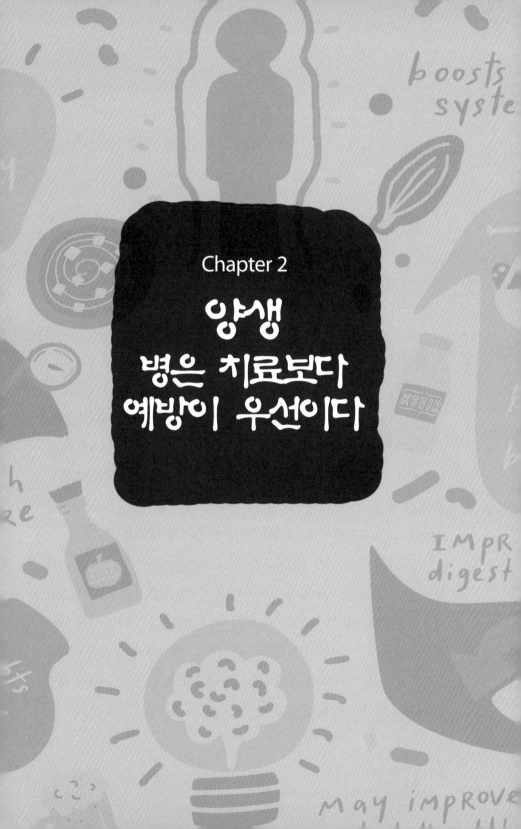

Chapter 2

양생
병은 치료보다
예방이 우선이다

의학의 전제

자신이 누구인지, 자신의 근원은 어디서 왔는지, 또한 어디로 가고 있는지의 세 가지 질문은 수없는 삶의 길목에서 인류가 늘 던져왔던 질문들이다. 인간의 본성과 운명에 대한 수많은 근원적 화두에 대한 해답을 찾기 위해, 인류는 철학과 종교, 과학의 언어에 기대어 많은 탐구를 해왔다. 도가 철학의 주요 고전인 《장자(莊子)》의 한 대목을 살펴보자.

순임금이 승(承)에게 물었다. "도를 소유할 수 있습니까?" 승이 대답했다. "당신의 몸조차도 당신 것이 아닌데, 어찌 도를 소유할 수 있겠습니까?" 순임금이 다시 물었다. "내 몸이 나의 소유가 아니라면 대체 누구 것이란 말이오?" "그건 천지의 부속물이지요. 생명도 당신 것이 아니라 천지의 기가 쌓여서 화한 것입니다. 성명(性命)도 당신 것이 아니며 자연의 이치에 따라 주어진 것"입니다.

《동의보감》도 위와 같은 도가적 사유 체계로 존재의 근원을 설명하고 있다. 태양이 동쪽에서 떠올라 서쪽에서 지듯이, 한번 탄생하여 세상에 나온 존재는 반드시 죽음을 맞게 되는 것이 진리다. 다시 말해 그것이 자연의 운명이다. 운명의 길로 가고 싶지 않아도 마법에 걸린 듯 서쪽을 향해 갈 수밖에 없다. 그러나 그 서쪽은 모든 것의 끝이 아니다. 음의 극이 양으로, 양의 극이 음으로 이어지듯이 서쪽의 끝은 동쪽과 이어져 있다. 죽음 역시 완전한 단절 혹은 끝이 아니다. 탄생과 죽음이라는 두 대척 지점은 자연이라는 곳에서 서로 맞물려 있다. 그런 점에서 '나'는 무(無)에서 생겨난 유(有)가 아니라 자연의 기운이 몸으로 변모한 존재이고, 또한 몸의 해체와 더불어 없어져 버리는 것이 아니고 다시 자연이 되는 존재인 셈이다. 다시 말해, '나'란 존재는 자연에서 왔고 자연으로 돌아가는, 자연과 연결된 존재, 또는 자연 그 자체다. 이러한 논리 체계는 바로 존재의 연원을 찾는 수많은 질문에 대한 《동의보감》식 답변이 될 수 있다.

인간 존재의 연원에 대한 탐구는 의학의 기초분야인 발생학에 대한 연구와 맥을 같이 한다. 일반적으로 의학에서의 생리와 병리는 발생학적 연원에 그 기초를 두고 있다. 이는 한의학뿐만 아니라 서양의학에서도 모두 마찬가지다. 서양의학의 발생학은 최근까지 유전학과 분자생물학, 더 나아가 물리, 화학적인 논리를 통해 설명되고 있다. '생명의 발생'이라는 지점을 조직과 세포의 전변이라는 관점에서 주목하고 있는 것이다.

하지만 한의학에서의 발생론은 자연철학적인 논리에서 다뤄진다. 요컨대 '인간과 자연은 어떤 관계를 맺고 있는지'가 한의학 차원에서의 발생학적 관점이다. 앞서의 질문에 대한 해답은 이미 언급했듯이 '자연과 연결된 존재'로서의 인간이다. 이러한 발생학적 탐구는 의학 본연이 지니고 있는 근본적인 욕망, 즉 생명과 몸의 근원을 알고 싶다는 앎의 의지이기도 하지만, 이러한 연구가 임상의 치료에도 상당한 도움이 되기 때문이다. 그것이 바로《동의보감》에서 자연과 인간의 직관적 연결을 시도하게 된 두 번째 이유다.

자연과 인간이 하나의 연결선상에 있다는 사실이 의학의 전제가 된다는 말은, 쉽게 말해 질병을 잘 치유하려면 내가 자연과 연결되어 있음을 직관적으로 알고 있어야 한다는 뜻이다. 그 앎이 자기 스스로를 고립으로부터 벗어나게 한다. 결국 '나'라는 존재는 혼자가 아니라 만물과 섞여 있다. 왜냐하면 나는 기(氣)이고 하나의 흐름으로 존재하기 때문이다. 이러한 논리에 따라 나란 존재는 바람과 섞이고, 대지와 섞이고, 북두칠성과 섞인다. 또한 동물과 섞이고 타인과 섞인다. 마침내 그 생명이 다해 죽고 난 뒤에는 육체마저 흩어져 아예 만물이 되어 버린다. 하나의 큰 흐름 안에선 삶과 죽음의 경계도 없다. 자연과 내가 하나라는 직관적 앎이 죽음의 두려움마저 흩어 버린다. 내가 바로 자연 그 자체라고 할 수 있는데 죽음이라는 생물학적 단절이 그렇게 크게 두렵겠는가. 이런 직관은 몸의 순환과 생명력을 강렬하게 만든다. 그러니 질병의 반쯤은 치료된 거나 마찬가지다. 허준은《동의보감》서두에서 이렇게 말하고 있다.

나는 자연에서 왔기 때문에 결국 자연으로 돌아가야 한다. 이렇게 나의 생명을 자연과의 연결선상에 놓을 때 삶의 무게가 훨씬 가벼워진다. 나를 자연과 연결시키면 나의 생명은 본래 나의 것이 아니게 된다. 나는 오롯이 자연으로부터 빌린 존재다. 그렇기 때문에 나의 몸을 온전히 잘 써야 하고, 당연히 쓰고 나면 잘 돌려주어야 한다.

로마의 철학자인 세네카도 이와 비슷한 생각을 가지고 있었다. 세네카는 인생을 빌려 온 것이라 여겼고, 그래서 "살다가 돌려달라면 불평 없이 모두 기꺼이 돌려줄 각오가 되어 있어야 한다"고 역설했다. 그리고 모두가, 왔던 곳으로 되돌아가는 것은 자연스러운 일이므로 두려워하지 말라고 당부했다.

'잘 쓰고 돌려주어야 한다는 생각'은 '삶에 대한 애정'과 '죽음에 대한 수용'을 동시에 함축하고 있다. 이 개념 하에서는 삶과 죽음이 대립하지 않는다. 삶과 죽음 사이의 대립은 '빌려 쓴 몸'을 돌려주려 하지 않을 때 생긴다. 가진 게 많으면 오히려 빼앗길까 두렵기 마련이다. 존재에 대한 소유와 집착은 상실의 두려움을 낳는다.

이런 사유의 흐름에 촉진하는 것은 자연스럽게 소유와 집착에서 벗어나려는 삶의 의지와 실천이다. 소유하는 것이 줄어들면 삶을 짓누르는 과도한 무게도 줄어든다. 이 사유와 실천은 삶을 생기가 도는 시공간으로 만든다. 삶에 생기가 가득하면 질병은 저절로 낫는다. 이런 점에서 보면 《동의보감》의 가장 중요한 목적은 질병의 치유가 아니라 더 나은 삶을 가꾸는 방식들을 알려주는 데 있었던 것인지 모른다. 그런 점에서 병의 치료는 덤이며 삶에 생기를 부여하는 것이 더욱 중요하다.

질병 탄생의 비밀

《동의보감》의 한 대목으로부터 시작해 보자. 제목은 형기지시(形氣之始)다. 즉, 형태(形)와 기운(氣)의 시작을 논의하는 대목임을 알 수 있다. 이를 《동의보감》에서는 '태역-태초-태시-태소'로 제시한다. 우주의 탄생과 사람의 탄생을 형태와 기운으로 표현한 것이다. 즉 자연과 사람의 '시작'은 다르지 않다. 따라서 자연과 사람이 닮았다는 손진인의 언표는 되새겨야 하는 부분이다. 이 흐름에 따르면 기운이 아직 드러나지 않은 어떤 기미와 징조의 상태로 설정되어 있는 영역이 바로 태역이다. 태역의 단계를 지나 태초의 단계에서야 기운이 나타나기 시작한다. 형(形)은 기운이 생겨나고 난 뒤 태시의 단계에서 비로소 드러나는 것이다. 그리고 형(形)이 어떤 질적인 특이점으로 나타나는 단계가 바로 태소이다.

이 《동의보감》의 발생 개념은 글쓰기 과정에 비유해서 이해해 볼 수 있다. 작가는 여러 현실적, 정신적, 무의식적 상황 속에서 작품에 대한 어렴풋한 영감을 얻는다. 우리는 통상적으로 글감을 독서를 통해서 얻기도 하고, 여행 중에 생기기도 하며, 먹을 때, 쉴 때, 때론 누군가와 이야기를 하다가도 불현듯 떠올린다. 이때를 태초의 단계로 규정해볼 수 있다. 즉 명확한 이야기나 논리가 나타난 것은 아니지만 기(氣)가 드러나서 흐르기 시작하는 때이다. 그런 점에서 태초에 해당되는 부분은 글에 대한 착상에서부터 참조자료를 모으고 글의 양식을 정해 글을 쓰기 전까지라고 할 수 있다. 즉 글쓰기에 실제적으로 들어가기 위한 준비 단계라 보면 된다. 태시의 단계에서는 형(形)이 만들어진다. 형(形)이란 틀이다. 형은 분별없이 유동하던 기(氣)가 틀 안에 자리를 잡고 질서화된 것이다. 글쓰기에서는 이것이 목차와 개요에 해당한다. 목차와 개요는 글 전체의 주제와 전개방향, 흐름을 가늠할 수 있다는 점에서 글쓰기에 있어서 틀과 형식을 부여하는 장치이다. 목차와 개요를 통해 분별없이 머릿속에서 떠돌기만 했던 착상들이 질서화되기 시작한다. 중국의 정치가이자 사상가였던 강유위에 의하면 "형을 얻으면 세력이 있다"고 했다. 그런 점에서 목차와 개요라는 형식을 갖추기만 해도 글은 세력을 갖는다. 다만 '틀'과 '형식'만으로는 아직 거칠다. 하지만 목차와 개요만으로도 글이 어떻게 될지 어느 정도 운명을 가늠해 볼 수 있다. 요컨대,《손자병법》에서는 교전 이전에 이미 승리가 결정된다고 했다. 전쟁이나 글쓰기 혹은 '사건'의 전 단계에서 틀과 형식을 예비하는 게 얼마나 큰 힘을 가지고 있는가를 말하고 있는 것이다.

틀과 형식에 구체적인 질이 부여되는 태소는 개요에 살을 붙여 완성된 글을 만들어가는 단계다. 그런데 글은 종종 처음 의도한 대로 쓰여지지 않는다. 글을 쓰다 보면 새로운 생각이 눈과 모니터 사이를 스치기 때문이다. 어느 순간 허공에서 절묘한 단어들이 일시적으로 떠오른다. 그것을 낚아채서 글로 옮길 때 글의 방향이 조금, 어떤 때는 크게 바뀐다. 대체 무슨 연유로 이런 변화가 벌어지는 것일까? 우선 개요와 목차를 썼던 당시에 비해 글을 작성하는 현재의 시점은 이미 시간이 흐른 뒤다. 흐른 시간만큼 '생각'은 물론이고 '형식'도 변하기 마련이며 글을 쓰는 당사자도 변한다. 달리 말해, 시공간적, 존재론적 변화의 기운이 글에도 반영된다. 또한 개요와 목차가 만들어지면서 글에도 세력이 생겨,

생각과 달리 글쓴이의 의도를 완전히 반영하기 어려워지기도 한다. 즉, 글 그 자체도 내재적 힘에 의해 변이한다. 이런 변화의 힘들이 글 속에서 충돌하고 겹쳐지고 공존하면서 글을 완성시킨다. 프랑스 철학자 들뢰즈가 말한 대로 "책은 갖가지 형식을 부여받은 질료들과 매우 다양한 날짜와 속도들로 이루어져" 있다는 주장은 그런 점에서 타당하다. 달리 말해, 들뢰즈의 '형식을 부여받은 질료'라는 표현은 동양에서 이해되어온 기(氣)로 보면 된다. 이 기가 형(形)을 부여받아 시간성과 변수를 더하면 질적으로 완성된 책이 된다.

그런데 한 가지가 더 논의되어야 한다. 바로 태역이다. 태역은 앞서 말했듯이 기(氣)가 일어나기 전의 징조와 기미의 상태다. 그러니까 사건이 발생함으로써 글의 착상이 포착되는 시점보다 앞선 상태를 의미한다. 예컨대, 어떤 독자가 루쉰이 쓴 책을 읽고 영감이 떠올랐다고 하자. 이미 말한 것처럼 독서체험을 통해 생긴 영감부터가 태초다. 그런데 이 책을 접하게 되기까지의 과정 역시 고려되어야 한다. 루쉰의 책이 독자의 손에 주어지게 된 것은 자신이 수강하고 있는 인문학 프로그램의 교재여서거나, 친구에게 강력하게 추천을 받았기 때문이었는지 모른다. 또, 어쩌면 책장에 꽂혀 있는 책을 우연히 꺼내 들어 무심결에 읽었을 수도 있다. 필연이든 우연이든 이 책을 만나서 글감을 얻게 된 내력에는 나의 의도라고는 미미할 뿐이다. 설사 리포트를 작성하기 위한 의도를 가지고 읽었다 하더라도 거기서 문득 떠오른 착상까지 의도한 것은 아니다. 물론 이 우발적인 영감은 의식의 차원에서는 의식적으로 의도되지 않았지만 그렇다고 절대적인 우연이라고 취급하기는 어렵다. 왜냐하면 스스로는 의식하지 못했다고 해도 의식의 심연에 숨겨진 자기의 욕망이 그 책을 읽도록, 그래서 그런 착상이 떠오르도록 이끌었다고 볼 수도 있기 때문이다. 이러한 기운은 아직 질서화(形)는 물론이고, 질서가 만들어지기 위한 모태로서의 질료(氣)도 되지 못한다. 그럼에도 이미 어떤 착상에 접근하기 위한 원형으로서의 기운은 추상적, 구체적인 과정 이전부터 시작되고 있었다. 바로 이러한 의미에서의 기운을 기미와 징조라 한다.

그런 점에서 기미와 징조는 세계를 단어로 분절하는 '언어' 형식을 통해서 설명해 낼 수 없다. 달리 말해, 세계가 언어적 분절 이전의 혼돈 상태에 있는 것을 흔히 카오스라 하는 것과 마찬가지로 태역이라 부른다. 주의할 것은 이러한 태역 개념이 보여주는 바, 개체를 넘어선 무의식적 욕망을 주체적 욕망이라고 한정하고 오인하지 말아야 한다는 사실이다. 그 욕망이 비록 자기의 욕망이라고 해도 동시에 그 욕망은 자연의 욕망이기도 하다. 그렇다 해도 개인의 삶과 경험에서 형성되는 욕망을 무시하지 못한다. 그런 점에서 현재 내가 살고 있는 삶은 앞으로 펼쳐지게 되는 운명의 밑천일 뿐더러 기미와 징조를 이룬다.

따라서 이러한 발생 과정은 자연의 이치로서 주어져 있다. 그러니까 우주와 인간의 발생을 설명할 뿐만 아니라 사건과 사물의 발생 과정도 설명해주기도 한다. 즉 글쓰기로 천지만물의 발생 과정을 설명할 수 있었던 것처럼 모든 사물과 사건의 발생 과정을 태역, 태초, 태시, 태소의 단계이자 과정으로 설명해낼 수 있다.

무엇보다 주목해야 할 것은 사람의 형체와 기운이 형성된 후, 태소 단계에 이르면 '병'이 생긴다는 점을 염두에 두어야 한다. 앞서 설명했듯이 태소는 질이 발생하는 단계다. 그러므로 사람은 병이라는 질적인 특이점과 함께, 혹은 병을 경유하거나 이를 통해서 형성된다는 것을 알 수 있다. 다시 말하면, 사람은 누구나 질병을 조건으로 해서만 태어난다. 역설적으로 생명이 생명을 위협하는 질병과 더불어서 완성된다는 것이다.

하지만 생명과 질병이 서로 매듭을 이루는 것은 당연한 이치다. 사람에게 있어 질병은 일종의 변수다. 글쓰기로 따지면 개요와 실제적인 쓰기 사이에 개입되는 변수들, 곧 운동하는 기운이다. 변수가 작용해야 질이 완성되며 글과 몸은 살아 움직일 수 있다. 그러므로 완전무결한 글 혹은 무균질한 신체적 건강은 있을 수 없다. 오히려 완전성을 신체에 도입하려는 방식 자체가 생명의 순환을 파괴하는 것일 수도 있는 것이다. 달리 말해, 건강이란 변화의 동력을 내재적으로 지속하는 상태라고 할 수 있다. 따라서 질병은 죽음으로 지향되는 에너지인 동시에 죽을 때까지 삶을 지속시키는 에너지이기도 한 셈이다. 죽음으로 나아가는 과정과 삶의 지속은 분별되지 않는다. 질병은 삶의 변화와 운동을 가능하게 하고 변화를 초래하는 동력이 멈추면 바로 생명이 멈춘다. 에너지 변화가 곧 활동력이라면, 변동의 코드가 바로 질병이다.

다만 인간에게 내재적으로 주어진 병은 '아(疴)'라고 하는 병이다. 아병은 다른 말로 '미병(未病)'이라고 명명하기도 한다. 말 그대로 '아직' 실제적으로 발현되지 않은 것으로서의 병이다. 태어나면서부터 아픈 것은 아병이 현실적인 질병 상태로 전환된 것이고, 그렇지 않으면 사람들은 누구나 잠복된 형태의 아병을 가지고 태어난다.

그러므로 내재적으로 주어진 병을 너무 부정적으로 해석해선 안 된다. 드러나거나, 잠복하거나 간에 병은 누구나 가진 채로 태어나는 것이다. 그래서 병은 박멸해야 할 대상이 아니다. 오히려 공존해야 할 동반자다. 병에 대한 두려움은 병을 더욱 현실화하고 몸을 지배할 정도로 키울 뿐이다. 이 때문에 병이 나면 몸과 의식에 엄습하는 두려움을 거두는 것이 가장 중요하다. 병에 대한 배타적인 생각을 내려놓아야 한다. 그래야 몸이 공포에 경직되어 활동력을 잃지 않는다. 병을 유연하게 받아들일 때, 몸이 치료를 위한 변수도 잘 받아들이게 된다.

나는 국가다-몸의 정치학

《포박자》는 위진남북조 시대 도가 선도술의 대가였던 갈홍(葛洪)이 지은 책이다. 갈홍은 이 책에서 몸을 국가에 비유했다. 손진인이 몸을 우주(天地)와 연결시킨 것을 상기하면 몸을 국가에 비유하는 것이 이상한 일은 아니다. 하지만 국가는 인위적인 통치술이 필요하다는 점에서 천지자연과 전혀 다른 맥락을 갖는다. 왜냐하면 자연은 말 그대로 '스스로 순환하는 시스템'을 가지고 있다는 점에서 인위적인 통치의 대상이 아니기 때문이다. 몸을 우주에 빗댄 손진인의 비유 역시 이러한 차원에서 숙고된 것이다. 몸은 그 자체로 자연과 구별되지 않는다. 그러므로 손진인이 몸을 우주에 빗댄 것은 몸이 우주와 마찬가지로 자생적 시스템에 의해서 운용되는 측면을 강조한 것이다. 곧 몸이 소우주다.

손진인의 인식과 달리 갈홍이 몸을 국가에 비유한 것은 몸의 의지적 기능을 초점화하기 위해서였다. 즉 갈홍에게는 실천적 삶의 용법을 몸과 관련시키는 것이 중요했다. 앞서 말했듯 병의 인자는 이미 주어진 것으로 몸의 질적인 완성을 위해서는 받아들여야만 하는 조건이다. 문제는 병이 태어날 때의 '아병' 상태로만 잠복하고만 있지 않다는 사실이다. 삶의 이행의 과정에서 아병이 질병으로 변환하고 죽음으로 이어질 것이다. 이는 자연의 이치다. 이 이치대로라면 《동의보감》에 쓰여 있는 것처럼 인간은 120세까지 살아야 마땅하다. 그러나 인간은 주어진 수명을 누리지 못한다. 대개의 야생동물이 제 수명을 다하고 죽는데 인간은 왜 주어진 제 수명까지 살지 못하는가? 《동의보감》에서도 《황제내경》의 말을 빌려 이치가 처한 곤경에 대해 질문한다. 가장 오래된 한의학 고전인 《황제내경》의 한 부분인 《소문(素問)》에 나온 황제와 기백이라는 신하의 문답을 통해 이를 보여주는데, 기백의 대답은 생활의 태도와 연관되어 있다고 말한다. 즉 어떤 생활태도를 가졌는지가 건강과 수명을 결정하는 중핵이라는 뜻이다. 건강한 간을 갖고 태어났어도 매일 과음을 하면 간병이 생긴다. 반대로 약하게 태어난 경우 조심스러운 행동으로 운동을 적절하게 운용하고 음식을 조절하면 건강하게 장수할 가능성이 높다. 갈홍은 생활 신체의 운용 기술을 국가의 통치술에 빗대어 말한 것이다. 즉 몸을 건사하는 일의 어려움과 중요성을 국가의 통치술에 비했던 것이다. 실제로도 몸은 나의 의지대로 쓸 수 있는 것이 아니다. 몸에 붙은 습관은 자주 의지를 막는 가로막는다. 아주 사소한 버릇에서, 심각한 중독에 이르기까지, 습관은 여간해선 잘 바뀌지 않는다. 따라서 몸을 적절하게 운용하는 일은 임기응변식으로는 되지 않는다. 그야말로 국가의 '통치술'이라는 프로젝트를 수행할 정도의 거시적인 시야와 치밀한 전략이 필요할지 모른다. '몸의 정치학'이 요구되는 것은 차라리 자연스러운 것이다.

물론 정치의 종류가 하나만 있는 것은 아니다. 갈홍이 살던 위진남북조 시대는 중국 역사상 왕조의 교체가 가장 빈번하고 정치, 사회, 문화적 혼란이 극심했다. 이런 혼란기에는 대체로 사상들의 분화와 혼융(渾融)이 다종다양하게 일어난다. 유불도로 대표되는 당대의 사상이 골고루 발전하기도 했으며 서로의 사상 간에 융합도 있었다. 가령, 도홍경 같은 사상가는 불교와 도교의 융합을 시도하여 혼란을 극복하고자 했으며, 갈홍은 도교와 유교를 모두 받아들임으로써 이를 타개책을 찾으려 했다. 갈홍의 《포박자》가 이에 해당한다. 이 책은 내편과 외편으로 구성되어 있는데, 각각 서로 다른 사상적 편력을 보여준다. 즉 내편에는 도교적 내용이, 외편에는 유교적 내용이 펼쳐져 있다. 참고로 당시 도가 사상은 민중적인 신앙으로까지 확대되어 있는 상황이었고 갈홍은 노자와 장자의 계보를 이었다고 할 수 있다. 이러한 시대적 배경이나 그의 도가적 학풍으로 볼 때, 갈홍이 비유한 국가는 강력한 법제적 통치술을 통해 다스리는 게 아니라 무위지치(無爲之治)의 덕을 내세운 국가 모델에 가깝다고 할 수 있다. 무위지치란 강제적으로 다스리려 하지 않아도 자연스럽게 다스려지는 통치를 말한다.

도가적 국가 모델에서 알 수 있듯 갈홍이 의도한 몸의 통치술이란 무위의 덕으로서의 다스림이다. 공교롭게도 갈홍의 몸 통치술은 천지자연이 운행하는 이치와 크게 다를 게 없다. 자연이 스스로 순환하듯, 몸

역시 인위적으로 다스리지 않아도 자생력에 의해 회복되거나 복원되고 순환하게 하는 것이다. 이것이 갈홍이 말하는 몸에 대한 무위의 통치술이다.

그런데 몸이 저절로 순환한다면 굳이 통치라고 명명할 필요가 없을 것이다. 이와 반대로 통치를 하는 거라면 '저절로' 순환하는 것일 수는 없다. 국가의 층위에서 다시 생각해보자. 무언가 인위적으로 '함이 없는 통치'를 한다고 해도 국가를 다스리기 위해선 최소한의 법과 제도가 필요하다. 마찬가지로 몸이 자생적으로 순환하도록 만들기 위해서라도 몸을 다스리는 기본적인 자기 관리가 필요하다. 이러한 몸의 자기 통치 혹은 관리를 '양생'이라고 한다. 그러니까 양생은 몸이 자생력을 발휘할 수 있도록 돕는 기초적인 자기 관리 혹은 조절 장치를 의미한다. 갈홍에 따르면 양생을 적절하게 수행해야 몸의 자생력이 강해지고 자생력이 강해지면 음양의 균형이 치우치지 않아 건강을 유지, 지속한다. 따라서 음양의 균형이 크게 어긋나면 아병이 질병으로 발현될 수밖에 없다. 결국 자기 관리라는 장치는 인위적인 조절기제가 아니며 다만 몸의 기운이 더욱 자연스럽게 흐를 수 있도록 돕는 역할을 한다. 그런 점에서 '양생'의 관점에 의하면 자연스럽게 산다는 것은 막 사는 것과는 완전히 다른 것이다.

주의해야 할 사항은 과도한 관리가 몸의 기운을 억압한다는 점이다. 법과 제도의 과잉과 과도한 통치가 사람들의 자율성이나 공동체의 자정 능력을 훼손하듯이, 몸 관리의 과잉은 무위지치를 무색하게 한다. 즉 자기에 대한 지나칠 정도의 엄격한 관리는 몸의 자생력을 해친다. 예컨대 건강염려증을 가진 사람의 경우에 왕왕 이루어지는 엄격한 자기 통제가 병을 발현하는 원인이 되기도 된다. 예컨대 건강에 대한 과도한 염려가 심한 강박증으로 이어져 일상생활을 제대로 할 수 없는 사례도 많다. 일상적으로는 조금만 아파도 병원에 가는 사람도 과도한 관리의 한 유형으로 이해될 수 있다. 하지만 이런 습관의 경우 질병을 예방하거나 조기에 발견할 수 있다는 점 때문에 일반적으로 의료계에서는 이런 행동을 장려하기도 한다. 그러나 치료의 주체가 의사가 되면 스스로를 치유할 수 있는 자생력은 그만큼 경감하고 의존적인 방식에 내 몸을 맡겨야만 한다. 그리고 자생력을 통해서 조직되고 구성되는 생명력이 약해지면 병원을 집처럼 드나들어야 하는 것은 불을 보듯 뻔하다.

이와 더불어 음식에 대한 과도한 조심성도 짚고 넘어가야 할 문제다. 유기농 먹거리만 고집한다거나 칼로리와 영양소를 정확히 따지면서 역설적으로 편식을 하거나, 특정 건강식품에 과도하게 의존해 지속적인 섭취를 하는 것도 일종의 강박증이다. 물론 좋은 음식을 찾아 먹고 즐기는 거야 전혀 나쁠 게 없다. 문제는 과도한 염려와 불안이 병리적 영향을 미친다는 것이고 좋은 음식의 장점을 도리어 압도한다는 데 있다. 이 밖에도 중독에 가까운 운동에 몰두하거나, 목표 달성을 위해 자기를 지속적으로 압박하고 성과를 올리지 못했을 때 자기비하를 하는것도 등도 몸의 기를 억압한다. 이러한 과잉들은 자기를 관리하는 게 아니라 속박하는 장치가 되어 흐름을 부자연스럽게 만들어 질병으로 발현시키고 만다.

양생의 초식_줄이고 또 줄여라

무위지치를 통한 국가 통치는 인위적이고 가식적인 공적을 남기는 것과 거리가 멀다. 인위적이거나 부자연스러운 방식으로 법과 제도를 만들거나 거대 건축물을 지어 가식적인 효과를 노리는 지금의 현실 정치와는 반대다. 이런 통치술의 입장과 비교해서 살피면 양생에서 강조하는 초식은 인위적으로 더하는 것이 아니라 인위성을 줄이는 것이다. 달리 말해, 양생적인 삶은 자기에게 수행하는 뺄셈의 정치다. 양생의 정치적 미덕은 여기에 있다. 새롭게 만드는 통치란 우선적으로 뺄셈을 통해서 이루어져야 한다.

이를 테면, 일상을 영위하기 위해 필수적으로 운용하는 말, 색욕, 음식, 일, 감정 등이 줄여야 하는 대상이다. 즉 양생의 관점에 따르면 일상의 모든 행위들은 과잉되어선 안 된다는 의미이다. 하지만 일상 속에 마치 자연스럽다고 여겨지는 갖은 신체적, 활동적 영역들에서 무언가를 덜어내는 실천은 참으로 어렵다. 축적하고 쌓아가는 습성을 미덕으로 만드는 사회적으로 강제된 명령으로부터 거리를 두기 힘들기 때문이다. 자기도 모르게 발을 들이게 되는 이런 강제적 습관에서 벗어나지 않으면 잉여물이 누적되어 기운은 쇠약해지고 순환은 막힌다. 가령, 담음이나 어혈, 적취 같은 잉여물이 배출되지 못하고 몸에 적체되어 질병으로 발현될 것이 분명하다.

습관은 떨쳐내기 어렵다. 왜냐하면 몸에 각인되어 무의식적으로 이루어지는 일체의 신체적, 정서적, 행위 양식과 구별되지 않기 때문이다.

어떤 상황 속에서 부지불식간에 튀어나오는 말, 특정 상황에서 갑자기 솟구치는 성욕, 막무가내로 이루어지는 습관적 과식, 생각을 압도해 헤어 나올 수 없게 만드는 감정 등등 삶의 대부분이 무의식적으로 작동하는 습성들에 의해 구성된다. 즉, 시간이 지날수록 삶과 운명의 주도권을 습성에 빼앗겨 그것의 노예로 살아가는데도 이를 알아차리지 못한 채로 살아간다. 그런 점에서 어떠한 새로운 사유나 실천적 다짐도 궁극적으로 습성들로 되먹혀 버리고 만다. 이 악순환에서 벗어나려면 내가 어떤 습관으로 살고 있는지 반추해야만 한다. 습관은 의식이 도달하지 못하는 곳에서 서식하고 유지되어 온 굳은살이기 때문이다.

특히 현대인에게 만연한 잉여적 습관은 자본주의가 산출한 편집증적인 욕망과 끔찍하게 맞닿아 있다. 끝없이 자가 복제를 통해 축적하고 증식하려는 자본주의 체제를 내면화한 결과 그 증식에 대한 과잉된 욕망이 불가피하게 잉여적 습관을 생성한 것이다. 그래서 관계도 몸이 감당할 수 있는 수준을 넘어서고 하고 싶은 것, 먹고 싶은 것, 보고 싶은 것도 무한 증식할 수밖에 없다.

예컨대 몇 년 전부터 유행한 버킷리스트가 대표적이다. 죽기 전에 꼭 해야 할 리스트라는 버킷리스트는 꽤 그럴싸하게 보이지만, 여기에는 그저 많은 욕망들이 아무런 맥락 없이 산발적으로 나열되기만 할 뿐이다. 이처럼 분별없이 쌓이기만 하는 욕망의 리스트는 정기를 분산시켜 몸을 지치게 하고 삶을 공허하게 만든다. 예컨대, 이렇게 맥락 없이 종다양한 욕망의 리스트 앞에서 선택은 쉽지 않고 오히려 우유부단해지게 되고 그 어느 리스트도 제대로 수행하기 어려워진다.

욕망은 리스트 작성이 가능한 것에서 알 수 있듯이 사라지지 않는다. 이 뿐만 아니라 욕망은 세상의 기운과 섞여서 헤아릴 수 없는 인연을 만들고 예측 불가능한 수많은 변화들을 낳는다. 그리고 제어되고 통제되지 않는 우연성에 기초한 인연과 변화의 장 안에서 나는 다시 그 기운의 운명을 감당하게 된다. 불교에서는 이를 '업(業)'으로 개념화 한다. 따라서 욕망의 리스트 따위가 아니라 욕망의 파장을 고려하는 것이 몸의 정치학에서 필요한 통치술의 중추이자 양생의 덕목이다. 즉 욕망의 거의 무한한 팽창은 기운의 질적인 낭비를 초래하며 감당할 수 없는 관계의 파탄으로 삶을 내몰게 된다. 요컨대, 정기는 낭비되고 업장은 적체되어 몸이 쇠하는 꼴이다. 부질없는 쇼핑과 도박으로 파산한 형편없는 사람들처럼 기운의 부도를 맞지 않으려면 내가 아끼고 가꾸어야 할 기운의 우주적 파장을 잘 살펴야 할 것이다. 하여, 깨어 있는 생각이란 바로 그런 통렬한 성찰을 통해 무분별한 욕망의 목록을 지워가는 결단을 말한다.

양생의 실천 1_시간의 리듬과 마음의 조절

야생동물들은 본능에 따라 때에 맞춰 살아간다. 곰이나 뱀은 자연스럽게 동면에 들고, 철새들은 계절의 안내에 따라 이동한다. 세렝게티 초원에서 건기가 시작되면 누 무리가 먼 길을 떠난다. 누를 비롯해 많은 야생동물들이 이동 중 많은 희생을 당하지만 건기에 살아남으려면 때를 거스를 수 없다. 이는 동물에게만 해당되는 게 아니다. 식물도 마찬가지다. 계절과 빛을 감지하여 호흡하고 꽃을 피우고 열매를 맺는다. 살아 있는 모든 생명체는 자연의 시간성을 원리로 한 시계를 갖고 있다. 생명체들은 내장된 자연 시계를 작동함으로써 때를 맞춰 살아가는 것이다. 그러므로 생명체의 죽음은 그 시계가 멈추는 때다. 생명체의 이런 시간성은 사물이라고 해서 피할 수 없다. 예컨대, 북송의 학자 소강절(邵康節)은 의자의 수명을 알아맞혔다고 전해진다.

동식물이나 사물뿐만이 아니라, 자연의 시간성이 사람에게도 내재되어 있다. 그러니까 사람들도 동물들처럼 때를 맞춰야만 생존할 수 있었던 시기가 있었다. 그런데 문명화 과정은 인간에 내재된 자연의 시간성을 생존적 구속력으로부터 멀리 떨어뜨려 놓았다. 자연의 시간을 따르지 않아도 삶을 지속할 수 있게 된 것이다. 하지만 문명화 과정에도 불구하고 여전히 몸은 자연의 시간으로부터 완전히 분리될 수 없다. 가령, 낮에 활동하고 밤에 잠을 자는 생활 패턴이 몸에 잘 맞는 것은 인간이 주행성 동물이라는 것을 뜻한다. 낮은 태양의 기운으로 인해 양기가 상승하는 시간이다. 낮에 활동을 하면 양기의 도움으로 일하거나 움직이기가 수월하다. 마치 등산할 때 아래쪽으로부터 바람이 불어와 양 옆구리를 가볍게 곧추 세우는 것처럼 양기의 도움을 얻을 수 있다. 그러므로 양기가 저무는 밤에는 잠에 들고 휴식을 취하는 것이 적절하다. 밤의 대지에는 음기가 가득하기 때문이다. 따라서 역설적이지만 대지에 활성화된 음기를 빌려 양기를 안으로 거두면 깊은 휴식을 취할 수 있다. 이 에너지가 다음 날 활동의 원천이 된다. 그런 점에서 이와 정반대의 리듬으로 사는 경우에는 에너지 소모가 많아 몸이 쇠한다. 왜냐하면 밤엔 음기를 거슬러 양기를 일으켜야 하고, 낮엔 치솟는 양기를 누그러뜨리는 방식으로 각각의 시간대에 펼쳐지는 기운을 반대로 수렴시켜야 하기 때문이다.

그래서 《동의보감》에서는 사계절에 따라 가져야 할 마음을 서술해 놓기도 했다. 이 책의 행간을 잘 들여다보면 현대인들에게도 시사하는 바가 무척 크다. 즉 문명화 과정을 통해 망각했던 자연의 시간성을 일깨워 볼 기회가 될 수 있다.

《동의보감》에 의하면 봄·여름에는 양을 기르고 가을·겨울에는 음을 길러서 계절에 내재한 근본을 따라야 한다. 달리 말해, 계절의 순환처럼 만물과 함께 생장과 소멸의 순환을 몸소 겪는 것이 바로 때를 맞추는 삶이다. 봄에는 생동감이 넘쳐야 하고, 여름에는 기운이 밖으로 발산되어야 한다. 생동감이 형성되기 위해선 몸을 적절하게 움직여야 한다. 물론 몸에 깃든 생동감의 에너지를 무언가를 빼앗거나 누군가를 처벌하는 방식으로 운용해선 안 된다. 봄에는 소유와 지배에 대한 욕망을 거두고 용서하는 마음을 써야 한다는 말이다. 오히려 응축된 기운을 밖으로 풀어내는 양의 방향성을 가진다. 여름에 무더위를 피하는 대신 기운을 밖으로 발산하는 것은 땀과 충동을 배출해야 한다는 뜻이다. 더위 속에서 땀을 내면 기운도 빠져나가 지치고 힘들지만 이와 동시에 번다한 기운 혹은 마음의 찌꺼기도 내보내게 된다. 번다한 기운이란 봄을 거치면서 몸에 깃든 충동적인 욕망들이다. 봄엔 몸이 들뜨고 충동적으로 하고 싶은 일들이 빈번하게 생긴다. 그러나 결실을 맺는 것은 일부이고 나머지는 마음의 찌꺼기가 되어 오히려 열매가 맺히는 것을 방해한다. 곧 이런 번다한 충동적 욕망들이 땀과 함께 빠져나가게 된다. 건강한 열매를 맺기 위해 충동적 욕망이라는 잔가지를 쳐 주는 셈이다.

　오랜 인연에 대한 집착과 낡은 기억 역시 배출해야 할 마음의 찌꺼기이다. 만물은 항상 생성하고 사멸하는, 만남과 이별의 이치 속에 놓여 있다. 만남만을 특권화하고 이별을 부정하고 외면하는 것은 이치를 거스르는 것이다. 특히 생명을 가진 존재들의 생멸주기가 사물에 비해 훨씬 짧다는 것은 그만큼 이별이 중요하다는 것을 의미한다. 심지어 몸 안에서도 이별은 시시각각 일어나고 있다. 내 몸 안의 모든 세포는 헤아리기 어려울 정도로 생멸을 반복한다. 세포만이 아니라 호흡에서도 이런 이별은 나타난다. 즉, 경맥을 따라 흐르는 기도 호흡(吸食)과 섭식으로 몸은 늘 새로운 기운으로 바뀐다. 이 과정에서 기존의 기운은 호흡(吸食)과 배설로 떠나보내게 된다. 그러니 이별은 차라리 상례라고 말할 수 있다. 그런 점에서 인연에 집착할수록 이별이 과장된다. 집착은 감정을 과잉으로 조직하기 마련이다. 감정이 특정한 대상과 사건에 집중되면 경맥의 흐름이 뒤틀리고 덩달아 당면한 사태도 굴절되거나 왜곡되어 보인다. 기혈의 흐름이 뒤틀리고 왜곡되면 응당 몸의 이곳저곳이 아플 수밖에 없다. 낡은 기억이 출현할 경우가 이를 잘 보여준다. 낡은 기억은 종종 감정을 울컥하게 만들거나 아련한 추억에 잦아들게 한다. 과거의 이미지로서 기억은 객관적 사실로서 상기되는 것이 아니라, 주관적 감정의 필터를 통해서 회상되어 왜곡되고 굴절된다. 이런 과거의 이미지에 정박되어 고립되면 현재의 흐름에서 이탈하게 된다. 따라서 '지난 인연에 대한 집착'과 '낡은 기억'은 봄·여름에 흩어버리는 것이 적절하다. 봄에는 응어리진 기억과 감정을 풀기가 좋고, 여름에는 풀려 산만해진 것을 태워서 없애기 용이하다. 물론 몸의 기운이 빠져나가는 수고를 동반하지만, 그 과정에서 묵은 집착과 기억을 떠나보냄으로써 기운이 흐르게 만드는 것이야말로 이치에 몸을 두는 일이다.

가을·겨울은 음의 시기로 에너지를 발산하는 대신 수렴하는 기운을 운용해야 한다. 가을에는 뜻을 내부에 두어야 하고 겨울에는 바깥으로부터 귀한 것을 얻은 것처럼 마음을 안으로 거두어들여야 한다. 요컨대 가을·겨울에는 수렴의 기운을 써야하는데 이것이 바로 음의 용법이다. 뜻을 안에 두라는 것은 새로운 일을 시작하는 게 아니라 진행되는 일을 수렴하고 매듭을 지으라는 권고다. 이 시기에는 결실을 맺는 것이 중요하기 때문이다. 겨울에 마음을 안으로 거두어들여야 한다는 제언 역시 이와 비슷한 맥락이다. 겨울에는 침잠함으로써 결실을 저장하고 다음 해를 예비해야 한다. 말하자면 뫼비우스의 띠처럼 시작과 끝은 맞물려 있다. 곧 이러한 시간의 이치는 몸 바깥의 자연에만 해당되는 게 아니라 소우주인 몸 안에 내재되어 있다. 따라서 자연의 시간성이 부여하는 리듬에 맞추어 어떠한 삶의 스텝을 밟느냐가 '건강'의 여부와 정도를 규정한다고 할 수 있다.

이 뿐만 아니라 때를 맞춘다는 것은 동시대적인 시공간에 대한 인식과 감각과도 관련되어 있다. 즉 때를 맞추는 '적시'는 철학적인 테마이며 실천적 윤리와도 연결된다. 시간을 사유하고 운용하는 일은 건강의 차원을 넘어 윤리적 의제로까지 나아간다. 《동의보감》에서는 물론이고 다양한 동양적 사상들이 이를 '도'라고 명명하면서 철학적, 실천적 주제로 삼았던 것은 우연이 아니다.

양생의 실천 2_도인법

자연의 시간성을 도입하는 방법은 마음을 조절하는 것 외에도 몸을 직접 움직여서 가능한 것도 있다. 흔히 도인법(導引法)으로 부르는 것으로, 격렬한 운동이 아니라 누구나 따라 할 수 있는 동작으로 이루어져 있다. 만약 복잡하고 과격한 동작이 필요하다면 《동의보감》에서 제시한 양생술의 취지와 어긋난다. 왜냐하면 양생은 일상에서 누구나 쉽게 행할 수 있어야 하기 때문이다. 가령, 이빨을 부딪친다거나, 귀를 잡아당기는 행위, 숨을 잘 쉬는 것 등이 양생을 도모하는 방법이다.

고치법(叩齒法)은 치아를 부딪치게 하는 운동이다. 치아는 뼈와 연결되어 있는 뼈의 부분에 해당한다. 고치를 통해 발생하는 소리와 반복을 통해 형성되는 리듬 그리고 작은 충격은 온몸의 뼈를 깨운다. 그래서 첫 닭이 울 때 고치법을 하는 것은 몸이 잠에서 깨어나는 데 매우 유용하다. 동작의 중추인 뼈가 깨어나야 무언가를 행할 수 있기 때문이다. 고치법은 생리적인 몸에만 영향을 미치는 것이 아니다. '신'의 문제와도 연관된다. 신(神)은 마음 혹은 정신의 영역이다. 따라서 신을 모으는 것과 정신을 집중하는 것은 같다. 요컨대 뼈만 깨어날 게 아니라 정신이 들어야만 잠에서 깨어날 수 있다. 고치법은 잠에서 뼈를 깨움과 동시에 신을 안정시켜 비몽사몽에서 금방 벗어나게 하는 운동이다. 신기의 안정화를 통해 임맥과 독맥을 따라 기운이 순환하기 시작한다. 임맥과 독맥은 각각 우리 몸에 내재하고 있는 음맥(陰脈)과 양맥(陽脈)의 대표적 허브들이다. 임맥과 독맥(督脈)으로 기운이 수십 번 흐르게 되면 음과 양이 분배되면서 몸이 서서히 깨어나 그날을 새로운 기운으로 준비할 수 있게 된다. 예컨대, 임독맥의 순환이 조화로우면 입안에 맑은 침이 고이는데, 이는 몸 안의 토(土) 기운이 오장육부를 조화롭게 순환하도록 했기 때문에 생성되는 에너지다. 이는 몸이 음식과 같은 외부의 기운을 받아들일 준비가 되었다는 뜻이다. 달리 말해, 이 과정은 윤활유처럼 침의 기운이 하단전으로 내려가서 연료를 받아들여 원기를 보하는 것이라 할 수 있다. 이에 더해 손바닥을 비비거나 배를 문지르고 암송을 하고 산책을 하는 것도 다 원기를 북돋고 기운의 흐름을 조화롭게 북돋는 것이다.

이보다 더 정적인 방식이지만 호흡을 통한 양생법도 있다. 몸에는 천지인(天地人)이라는 우주적 원리가 잠재해 있다. 독맥의 흐름에는 미려관(地), 녹로관(人), 옥침관(天)이 있고, 임맥의 흐름에는 하단전(地), 중단전(人), 상단전(天)이 있다. 복식호흡의 경우 임맥의 흐름에서 땅에 해당하는 하단전에 기운을 응집해 천기가 분산되지 않게 하는 수련법이다. 호흡은 폐로만 이루어지는 것이 아니다. 아래에 있는 신장에 기운이 미쳐야(신주납기(腎主納氣)라고 함) 깊고 온전한 호흡이 이루어진다. 신장이 허할 경우 천기를 깊고 온전하게 받아들이지 못하고 폐까지만 들어와 숨이 가쁘게 된다. 나이가 들면 호흡이 짧아지는데 이 역시 신장이 허하기 때문에 일어나는 일이다.

또한 자시에 동쪽을 향해 앉는 방법이 있다. 이 방법은 새로 태어나는 양기를 받아들이기 위한 동작에 해당한다. 자(子)는 12지지(地支) 중 가장 음의 기운이 활성화되는 시간대이다. 음기가 충만한 자시에 이 수련을 하는 이유는 역설적으로 양기를 하단전으로 잘 끌어내려 수렴하기 위해서다. 즉 낮에 이 방법으로 수련하게 되면 양기가 산포되기 쉬워 기운을 하단전에 집중시키기가 어렵기 때문에 오히려 자시가 더 적절한 것이다. 서늘한 기운은 상승하고 따뜻한 기운이 아랫배에 머물러 있을 때가 가장 컨디션이 좋다. 이런 수승화강(水升火降)을 몸에 배치하는 것이 순환의 초식이라 할 수 있다. 따라서 음기가 양기를 두르고 있으면 아랫배로 양기를 모으기 쉬운 자시야말로 수련에 용이한 것이다.

자시는 일양(一陽)이 형성되는 시간이고 동쪽은 해가 뜨는 방향이므로 양기가 생성되는 곳이다. 그러므로 이 수련법은 새로 생성된 양기를 통해 묵은 기운을 대체하여 몸을 순환하도록 만든다. 새 적혈구가 생성되기 위해서 수명이 다한 기존의 적혈구가 비장에서 분해되어야 하는 것과 마찬가지로 새로운 기운을 받기 위해서는 묵은 기운을 떨쳐내는 것이 이치다. 산소 수송 능력이 떨어진 적혈구는 새로운 인연으로서 산소를 받아들이기 어렵다. 만일 새로운 시절에 도착했음에도 타인에 대한 근거 없는 저항감이나 두려움이 몸에 잦아들어 있다면 자시에 일어나 동쪽을 향해 앉아보는 수련을 해볼 필요가 있다. 왜냐하면 세계와 타인에 대한 원인불명의 저항감과 두려움을 극복하는 방식이기 때문이 아니라 수련 자체가 타인과 세계를 수용하는 수행이기 때문이다. 달리 말해, 외부 없이 자기에게만 머물러 있는 순환불능을 벗어나는 첫 걸음은 자기극복에의 의지를 스스로 확인하는 것으로부터 비롯한다는 것이다.

상대적 변견에 빠지지 말자

《동의보감》이 제시하는 양생법은 이 세상이 상대적이라고 보는 데서 출발한다. 이 양생법이 가르치는 것은 상대적인 변견(邊見)에 휘둘리지 말고 상대적인 이치를 정확하게 알아 활용해야 한다는 데 있다. 낮과 밤, 여름과 겨울, 추위와 더위, 남자와 여자, 청년과 노인, 건강과 질병, 정신과 육체, 승자와 패자, 여당과 야당, 있음과 없음, 좋음과 싫음 등 세상의 존재방식은 모두 대립적으로 보일 만큼의 상대적인 속성을 지닌다. 세계의 물질과 관념 그리고 우리 육체와 의식은 항상 변화하며 절대적인 것이나 영원한 것은 존재하지 않는다. 수십억 년 된 태양이나 지구조차도 생성된 것이므로 결국엔 소멸할 터이다. 더군다나 일상의 사건에서부터 그 느낌이나 주장이 영원불멸할 수는 없다.

그러므로 우리가 느끼고 감각하고 생각하는 모든 것이 고정되어 있지 않으며 상대적인 변견으로 이루어진 허상(虛像)이라는 것을 인정하는 태도가 중요하다. 우리가 경험하게 되는 현상, 사건, 사고, 물질 등에 대한 각자의 느낌, 생각, 판단은 결국 편벽되거나 편중된 상대적인 변견에 지나지 않는다. 그것을 마치 절대적이며 영원불멸하는 가치인 양 그릇되게 평가하고 인식하는 잘못을 범하면 안 된다.

우리가 접촉하는 세계는 물론이거니와 내 느낌이나 생각과 판단도 상대적이므로 '현상'으로 나타난 그 모습에 집착할 이유가 없다. 이 점을 분명하게 인식하고 양생법을 수련하며 살아간다면 자유롭고 행복한 인생이라고 할 수 있다. 이 세상 밖으로 드러난 모습에 집착하거나 우리 안에서 생겨난 편벽된 감정과 사고에 얽매이지 않고 이를 적절하고 이치에 알맞게 잘 다루며 사는 삶이야말로 자유로운 삶이자 행복한 삶이라고 할 수 있을 것이다.

요컨대 《동의보감》의 양생법에서 말하는 자유와 행복은 갖은 현상, 사건, 사고, 물질 그리고 우리가 일으키는 느낌, 생각, 판단은 상대적일 수밖에 없으니 드러난 것들에 집착하거나 피상적인 가치에 골몰하는 변견에 빠지지 말자는 것이다. 또한 세계에 주어져 있는 온갖 것들을 경계하느라 애쓰고 외부에 대한 막연한 공포에 벌벌 떠는데 에너지를 소모하지 말고 자기에게 내재한 여러 모습을 자유자재로 활용하면서 주체적으로 인생을 운영하자는 것이다.

그러나 여전히 우리는 이러한 상대적 이치와 활용을 놓친 채 상대적 변견에 지나지 않는 것을 마치 모든 것으로 받아들이고 살아간다. 달리 말해, 경제적 부유함, 사회적 성공, 아름다운 육체, 정치 권력, 품격 있는 문화생활 등을 추구하지만, 정작 그것의 상대적인 의미와 가치를 생각하지 못하고 마치 절대적인 가치로 숭배하면서 그것에 얽매여서 옴짝달싹 못하고 살아간다. 이는 결코 조화로운 삶이라 할 수 없다. 그러니까, 건강한 삶이라고 말하기 어려운 것이다.

개인 차원을 넘어 공동체 차원에서도 이를 살필 수 있다. 한국 사회 전체에 만연해 있는 고정관념에 집착하여 상대적 변견을 절대적인 것으로 착각하여 벌어지는 심각한 갈등들이 그것이다. 경제 민주화에 따른 성장과 분배 문제, 노사 갈등, 정치 이념의 충돌, 심화되는 빈부 격차, 저출산 고령화 사회와 청년층 실업 문제, 세대 간 갈등, 종교간 불인정, 중앙과 지방 사이 갈등 등 손으로 꼽기 어려운 충돌과 갈등의 회오리에 휩싸여 있다. 그러면서 각자의 생각과 판단만이 옳다고 강변하며, 자신과는 다르게 생각하고 판단하고 행동하는 이들을 배타적으로 몰아내려고 한다. 해소되지 않는 갈등이 사회적 일상이 된지 오래인 셈이다.

이를 해결하기 위해서는 제도를 정비하는 것으로도 일정부분 가능할 수도 있다. 하지만 제도로 해결하는 것은 불충분하다. 특히 상대방을 인정하는 자세와 태도를 삶에서 가능하도록 만드는 방식이 가장 절실하다. 이 세상에 절대적으로 옳은 입장이란 존재하지 않는다. 따라서 나와 다른 존재가 갖는 인식과 행동을 허용하는 태도가 중요하다. 이에 더해 내 판단이 상대적 변견에 지나지 않을 수 있음을 인정하는 '인간 노릇'에 대한 교육이 수행되어야 한다. 이 세상은 상대적이고 더불어 내 경험 역시 그러하며, 사회적으로 횡행하는 관념도 상대적 변견에 불과하다. 그 변견에 종속되거나 얽매이지 않도록 스스로를 잘 다스리면서 살아가는 일이 충만한 삶이라고 할 수 있을 것이다.

변화하는 순환을 인정하자

음양의 상대성이 세계 이해와 실천의 방식이듯이, 한의학에 있어서 또 다른 세계 인식과 수행의 통로가 '오행론(五行論)'이다. 이 오행론에서 제시된 지혜를 몸과 삶에 잘 안착시키는 것은 무엇보다도 건강 장수를 추구하는 양생의 원리에 해당한다. 오행은 목화토금수(木火土金水)로 구별되는 우주와 자연의 다섯 가지 순환 요소를 지칭한다. 이 요소들은 각각의 요소들이 갖는 에너지, 세력, 단계별 특성 등을 의미한다. 다시 말해, 각각의 요소들은 자연의 핵심적인 5대 특성이고 동시에 각각의 요소들에서 전개되는 발생, 추진, 통합, 억제, 침정의 다섯 가지 힘과 기능이라고 할 수 있다. 가령, 각각의 요소들은 생명의 5대 특성인 운동, 혈액 순환, 소화 영양, 호흡, 배설과 연계되어 있다.

이 뿐만 아니라 이 오행의 시야는 세상의 변화를 관찰하고 만사를 분류할 수 있는 원리이기도 하다. 왜냐하면 지속적으로 순환하는 사계절을 중시하는 오행론은 사계절의 순환처럼 인간사도 흥망성쇠를 순환하는 것으로 보기 때문이다. 즉, 오행론은 순환의 자연관·인생관·역사관을 지닌다.

목(木)에 해당하는 발생은 무언가가 새롭게 생기는 것을 의미한다. 가령, 좋은 아이디어가 떠오르는 것, 새내기가 입학하는 것, 마음을 다잡아 새롭게 시작하는 것, 봄에 새싹이 나는 것, 생명이 탄생하는 것, 힘찬 근육의 움직임, 눈이 보는 것 등이 모두 발생으로서 목의 자리다. 신체의 차원에서는 간장과 담낭의 기능 등이 목, 곧 발생에 속한다.

화(火)에 해당하는 추진은 생성된 기운이 성장, 발전, 전진하는 것을 뜻한다. 가령 아이가 성장하여 청년이 되거나 여름에 나무가 잎이 무성하고 꽃이 피는 것, 하나의 문화가 발전하는 것에서부터 뜻한 바를 성취하려고 열심히 일하는 상태가 모두 추진으로서 화에 속한다. 신체의 차원에서는 심장과 혈액순환이 잘 되는 상태와 영양을 흡수하는 소장의 기능 등이 추진으로서 화의 영역이다.

금(金)에 해당하는 억제는 성장한 기운이 쇠퇴하여 수렴되는 것을 말한다. 예를 들어, 이 요소는 가을에 한편으로는 열매를 수확하고 다른 한편으로 쭉정이를 버리는 것에서부터 중년의 쇠퇴기나 전진과 발전의 기로에서 돌아보고 다짐을 하는 상태를 이른다. 신체적 층위에서는 달리기로 심장에 부담이 오면서 숨이 차 더는 뛰지 못하는 상태, 우울하여 기운이 축 처지는 상태에 해당되는데, 폐장과 대장과 피부의 기능 등이 바로 억제로서의 금이다.

수(水)에 해당하는 침정은 저장, 응축, 보관함으로써 다음을 기대 혹은 기약하는 것을 의미한다. 가령 겨울에 씨앗을 창고에 보관하는 것, 물이 얼음이 되는 것, 깊이 생각하거나 장기적으로 기억하는 것, 추워서 안으로 들어가는 것 등의 실천적인 차원에서부터 뼈처럼 응축되는 상태, 머리카락처럼 질긴 것, 노년기의 생애사적 상태까지를 아우른다. 신체에 있어서는 신장과 방광 그리고 자궁과 전립선 등이 담당하는 기능을 말한다.

통합으로서의 토(土)는 조절, 융합, 자기화(自己化)가 이루어지는 원리를 말한다. 가령 양의 상태에서 음으로 전환하는 중간 과정, 사계절 가운데 특히 여름에서 가을로 전화하는 환절기가 대표적이다. 생애사 차원에서는 인생에서 변화가 심한 사춘기와 갱년기, 이보 전진을 위한 일보 후퇴, 경쟁에서의 숨 고르기, 갈등을 중재하고 조절하는 것에서 나타난다. 신체의 영역에서는 음식 섭취와 소화 영양 과정, 비위의 기능, 살

찌는 것 등이 모두 통합 기능으로서 토이다.

　오행은 완전히 분리되어 있지 않고 서로 돕거나 견제한다. 계절의 전환이나 이행은 오행의 도움과 견제를 잘 드러낸다. 봄으로서 목은 여름으로서 화를 도와준다. 여름으로서 화는 사계절의 환절기를 대표하는 여름과 가을 사이에 놓여 있는 환절기인 토를 도와준다. 토는 가을 곧 금을 도와준다. 가을로서 금은 겨울에 해당하는 수를 도와준다. 겨울인 수는 다시 봄으로서 목을 도와준다. 즉 각각의 요소들이 한쪽에 치우침 없이 존립하되 공생하는 것, 이를 상생(相生)이라 할 수 있을 것이다. 그러니까, 상생이 가능하기 위해선 순환 과정에서 서로를 돕고 지원하는 작용이 이루어져야만 하는 것이다. 이를 도식화하면 목생화, 화생토, 토생금, 금생수, 수생목의 순환구조로 제시할 수 있다. 이 순환의 지속과 흐름은 부분적 상생으로 한정되지 않고 오행 전체의 균형을 이루기 위한 상생이다.

　이에 반해 상극은 서로 견제하고 제압하는 것을 말한다. 일반적인 차원에서 상극을 정리하면 다음과 같다. 목은 토를, 토는 수를, 수는 화를, 화는 금을, 금은 목을 이기고 이 양자는 상극으로 놓여 있다. 상극은 서로의 힘이 넘치지 않도록 견제하고 통제하여 조절하는 것을 말한다. 상극은 상극 자체에 복무하는 게 아니다. 오히려 상극도 오행의 전체적 조화를 위해 주어지는 것이다. 따라서 오행은 상생과 상극이라는 조화의 원리를 통해서 유지되고 지속되는 것으로 제시된다. 상생이나 상극의 원리가 과잉되어 어느 한 요소에 치우친다면 오행의 순환 관계가 파괴될 것은 분명하다. 그러므로 각 요소는 물론이거니와 상생과 상극이라는 조절과 조화의 원리 역시 적절한 중도 상태를 유지하는 것이 중요하다. 그러므로 우리 인체와 인간 사회의 전일적인 조화와 균형도 상생과 상극의 적절한 배치를 통해서 이루어질 수 있다고 할 수 있다.

이 오행의 인식과 원리는 세상만사를 고정되지 않은 순환 과정으로 보는데 있으며 궁극적으로 삶과 세계가 이에 맞도록 조화를 이루어야 한다는 것이 한의학에서 강조하는 양생의 기본 철학이다. 연애나 사업, 질병의 진단과 치료는 물론이거니와 정치와 경제, 인생도 모두 고정된 것일 수 없다. 달리 말해, 한의학의 양생이 제안하는 것은 시절의 변화를 살피되 조화를 이루기 위한 방안을 마련해 시의적절하게 대처하는 데 있는 것이다.

우리네 삶이나 사회가 항상 변화하고 순환한다면 어떤 한 시절을 영원할 듯 받아들이고 그것에 집착하거나 종속되어 지난 영광에 사로잡히는 일은 어리석은 짓이다. 순환하는 이치에 맞도록 잘 대처하는 때에 대한 인식은 그래서 중요하다. 달리 말해,《중용(中庸)》의 시중지중(時中之中) 사고방식은 아무리 강조해도 지나침이 없다. 항상 일정한 원칙과 변화가 일어나는 변칙과 융통 사이에서 갈피를 놓치지 않기 위해선 상을 기반으로 하여 변에 잘 대처하라는 의미인 것이다.

자신의 체질과 기를 파악하자

세간에 양생과 관련된 말이 돌아다닌다. "사는 동안 자신에게 맞는 양생법 하나를 찾으면 행복해질 수 있다." 이는 모든 양생법을 따라 해야 하는 게 아니라 자신의 체질과 상태에 맞는 양생법의 마련이 중요하다는 것을 뜻한다. 특히 암과 같은 질환의 예방과 관리에도 체질에 맞는 양생법의 마련은 고스란히 적용된다. 한의학에서는 적취(積聚), 옹저(癰疽) 등의 분야에서 체질의 적합성 여부를 취급하고 있으며, 고혈압·당뇨병·심장병 등의 다른 만성병과 더불어 암의 예방과 관리는 범국가적 차원에서 다루고 극복해야 할 연구대상으로 여기고 있다.

암이 관리와 극복이 대상으로 파악되는 것은 이 질환이 단순한 국소 질환이 아니라 전신의 상태와 삶을 반영한다는 데 있다. 즉 암의 원인과 발생은 인간의 생활 전반에서 숙고되고 이해되어야 한다는 것이다. 이 때문에 조화로운 리듬을 붕괴시키는 현대사회가 몸의 한계를 넘어서도록 만들어 몸을 쇠약하게 만든다는 점에서 암을 노화의 한 현상으로 간주하는 견해도 있다. 따라서 암과 같은 생활 난치병에 대한 치료, 관리, 예방은 전체적이고 통일적인 접근법이 필요하다. 다시 말해 이 질환은 우리가 살아온 인생의 반영일 뿐더러, 삶의 과정이 함축된 총체적 결과라는 것이다. 예컨대, 혈액을 더럽히는 과도한 음식 섭취, 신경을 과잉되게 쓰는 정신생활, 편리를 도모하면서 생겨난 게으름과 운동 부족 등, 우리의 정신적, 육체적 생활습관이 암과 같은 난치병이 발생할 수 있는 환경을 만든다. 무엇보다도 삶과 생활, 사회적 리듬에 결합되어 있는 암을 극복하기 위한 접근법은 암 치료, 예방, 관리에만 머물지 않고 많은 질병의 해결과 연계된다는 점에서도 중요하다.

사실, 동시대의 맥락에서 암이나 중풍과 같은 난치병의 경우 치료도 중요하지만, 예방과 관리 차원에서 다루는 것이 합리적이다. 왜냐하면 저출생 고령화 사회에 진입한 한국에서 삶의 지속이 국가적으로 중요해졌다면, 사람들이 죽음에 내몰리지 않도록 사전에 예방하여 삶의 질을 보다 높이는 시스템을 마련하는 것이 중요하기 때문이다.

한의학의 입장에서 생활 난치병의 예방과 관리는 자신의 체질과 기(氣)에 맞는 방법으로 건강한 삶을 유지하도록 만드는 것이 가장 중요하다. 가령, 체질과 기운에 적합한 음식 생활은 물론이고 정신 수양과 적절한 운동 등이 따라야 하며, 신체의 원기(元氣)에 합당한 환경을 조성함으로써 예방과 관리의 기초를 다져야 한다.

음식은 혈액을 만드는 원천적 재료에 해당하는데, 태어난 이후에 주어지는 기 곧 후천지기(後天之氣) 입장에서 음식을 가려서 먹는 것은 무엇보다도 중요하다. 신체 각 기관과 조직에 영양과 산소를 공급하는 혈액기능의 충실 여부는 일차적으로 음식이 자신에게 적합한가의 여부로 판단될 수 있다. 이 뿐만 아니라 음식을 직접 받아들이고 배출하는 입구멍에서 똥구멍까지의 육부(六腑)에서부터 여기에서 만들어진 정미(精微)한 물질, 즉 정혈(精血)을 저장하는 오장(五臟)에 이르기까지 음식의 중요성은 간과될 수 없다. 오장육부와 혈액에서 이루어지는 후천적 양생이 음식으로부터 비롯된다는 점에서, 음식은 체질과 기 그리고 건강을 두루 아우르는 원천이다.

일반적인 건강담론에서 말하는 산성 피, 죽은 피, 탁한 피 등의 표현은 모두 자신의 체질과 기에 맞지 않은 혈액의 형성을 의미한다. 이것이 오장육부의 노화를 가져오는 원인일 뿐만 아니라 암 등의 난치병의 원인 가운데 하나로 여겨진다. 그런 점에서 자신의 체질과 기운에 맞는 음식을 생활환경에 배치하는 것이야말로 난치병 예방 관리에서 마련해야 할 일차적 조건이라 할 수 있을 것이다.

정신생활의 측면에서 수행해야 할 예방과 관리의 방법을 보도록 하자. 정신을 이루는 정(精)과 신(神)은 선천지기(先天之氣)인 신기(精)와 후천지기(後天之氣)의 대표 격인 종기(宗氣)의 심기(血)가 결합한 것을 뜻한다. 그리고 이 정신은 두뇌라는 대행처를 통하여 형성되어 나타나는 것이다. 따라서 두뇌에 과도한 역할을 부여하거나 과잉된 사용은 심신의 정혈 손상을 가져올 수 있다. 즉 원기가 약해져 노화가 촉진되며 질환에 노출되기 쉽다.

요컨대 정신의 안정을 도모하는 나름의 수행법은 단지 인격 수양을 위해서만이 아니라 육체 건강을 위해서도 이루어져야 하는 것이다. 주의해야 할 것은 수양의 방법도 자신의 체질과 기에 합당한 것을 찾고 선택하는 것이 신체 건강의 차원에서 필요하다는 사실이다. 예를 들어 양 체질은 기를 차분하게 내리는 방법을 통해 수행하는 것이 좋으며, 음 체질에서는 기를 상승시키는 방법으로 기를 다스리는 게 필요하다.

정신과 더불어 운동을 통해 이루어져야 할 수행을 보자. 근육·팔·다리를 사용하는 운동은 외적 움직임을 통해 내부 장기에 적절한 자극을 주어 기운의 흐름을 원활하게 하는데 도움을 준다. 기운은 잘 창통(暢通)하는 순환이 중요한데, 외적 운동으로 내부 장기에 영향을 주는 것은 기운의 순환을 이룬다는 점에서 아주 좋은 방법이다. 예를 들어 쉽게 상기되는 양 체질은 땀을 통해 기운을 바깥으로 발산하는 것이 좋으며, 몸이 냉한 음 체질은 심장의 박동력을 강화하되 부담이 가지 않는 정도의 운동이 좋을 것이다.

물론 수양을 통해서만 적절한 수행을 할 수 있는 것이 아니다. 기운의 순환에 적합한 주변 환경을 마련하는 일도 중요하다. 환경을 마련하는 일은 충족되기 어렵지만 적어도 각자의 형편에 맞게끔 나름의 노력을 기울일 필요가 있다. 즉 자연을 삶 내부에 도입하여 영위하는 것으로서, 공기·물·빛 등의 요소에 기초하여 인체 원기를 강화하는 쪽으로 환경을 구축하고 생활하는 것이 이에 해당한다.

아침저녁으로 정기신을 보양하자

한의학 양생의 원리와 내용에서 가장 중요하고 특색 있는 대목은 정기신(精氣神)의 보양에 관한 통찰이다. 정기신은 생명의 세 가지 보물이라는 뜻으로 일명 삼보(三寶)라고도 하며, 생명의 구성과 기능에서 핵심적인 역할을 하는 것으로 규정한다. 생명 구성의 기본 물질인 정은 육체 구성의 근본이고, 생명 에너지인 기는 생명 현상의 핵심이며, 신은 생명의 주체로서 정신 사유 활동의 기간이다.

육체는 정신이 깃들어 사는 집이다. 하지만 이 양자는 서로 엮여 있다. 그래서 신을 너무 과도하게 쓰면 없어지고, 정을 너무 과잉되게 사용하면 말라버리며, 기를 너무 소모하게 되면 끊어진다. 그러므로 만약 기가 쇠하면 형체도 쇠하는데, 이런 경우 장수할 수 없다. 그런 점에서 정기신을 보양하는 것이 양생의 바탕에 놓일 수밖에 없다. 육체 역시 마찬가지다. 육체도 신이 있어야 존재할 수 있다. 만약 형체가 온전하지 않으면 신을 편안하게 기르지 못하며, 반대로 신을 기르지 못하면 육체도 건강을 유지하지 못한다. 따라서 종내에는 기가 흩어져서 허공으로 돌아가고 몸이 죽어서 썩는 일을 피하지 못하게 된다.

물론 물질만능이 전면화된 시대에 살고 있는 현대인에게 정기신으로 생명을 관찰하는 일은 다소 생소하게 인식될 수 있다. 하지만 인생과 생명이라는 근본적인 차원이 눈에 보이고 손으로 만져지는 물질적 차원에서만 결정되는 것이 아니라는 것을 이해한다면, 이 논리가 크게 낯선 것일 수는 없다. 하여, 정기신 이론은 인간 생명의 중요 요소인 정(육체적인 요소), 기(생명 에너지 요소), 신(마음과 영혼적인 요소)이 양생과 삶의 근본에 위치해 있다는 것을 보여줄 뿐만 아니라, 이를 조화롭게 충족하는 보양과 조절을 실천해야 한다는 것으로 이해하면 되겠다.

세상에는 사람들이 수양하고 섭생하는 수많은 방법과 법칙이 흘러넘치지만, 그 무엇보다도 정을 손상하거나 기를 소모하거나 신이 상하는 일이 없도록 해야하며 정과 기와 신을 보전하는 것이 삶의 유지, 지속에 있어 가장 중요하다. 요컨대, 정기신을 보존하는 양생법을 살펴보자. 먼저 아침 일찍 일어나 가만히 앉아 호흡을 조절한 뒤 이빨을 상하로 맞쪼고 정신을 집중한다. 정신이 안정된 다음 심장이 제대로 박동하도록 깊은 호흡을 수십 차례 한다. 이 과정을 통해 온몸이 화창해지고 혈맥이 통하게 된다. 이와 함께 입안에 침이 생기고 정신이 충만해진다. 이때 침을 세 번 삼켜서 단전(丹田)으로 내려 보내 생명의 근원인 원양(元陽)을 보강한다. 그런 다음 두 손을 비벼서 뜨겁게 하여 마사지를 한다. 이것이 끝나면 머리 빗고 양치하고 세수를 한다. 아침 식사를 마치고, 손으로 배를 문지르면서 200~300보 천천히 산책한다. 이것이 아침 기상 후에 양생하는 대략적인 방법이다.

여기서 주의 깊게 음미해 봐야 할 대목은 바로 정기신 보양의 실천적인 방법으로 제시된 이빨을 맞쪼는 고치법(叩齒法)과 침을 삼키는 옥천상식(玉泉常食)이다. 정신을 집중하여 고치법과 호흡법으로 마음이 안정되면, 심장 박동도 안정되어 심장의 화(火)를 순환시켜서 수승화강(水升火降)이 일어난다. 그 결과 입안이 화지(華池)라고 할 만큼 침이 고이면, 이를 삼켜서 단전으로 내려 보내 원양을 보강하는 것이다.

조선의 대학자인 이퇴계도 매일 아침에 실천한 이 양생법은 인체 기운의 승강 조절을 위한 간편하고도 효과적인 방법이다. 누구나 이를 실천하면 퇴계 선생처럼 건강을 유지하고 장수에 많은 도움을 받을 것이다. 물론 이 양생법은 너무 간편하다는 이유로 천시하는 경우도 없지 않다. 요즘 한국 사회에서 유행하는 건강 양생법들이 비싼 가격을 지불해야 하는데 반해, 너무나 손쉬운 내용과 방법으로 구성되어 있어 역설적으로 신뢰를 얻지 못하기 때문일 터이다. 진리가 대체로 쉽고 간단하다는 것을 상기해보면, 이 오랜 양생법으로부터 여러 도움을 얻지 못할 이유가 없다.

자시(23~1시)에 눈을 감고 가만히 앉아서 동쪽을 향한 다음, 힘써 뱃속에 있는 나쁜 공기를 세 번 내뿜은 뒤에 숨을 멈추고 코로 맑은 공기를 천천히 몇 번 들이마신다. 혀 밑에는 구멍이 두 개가 있는데, 아래로

신과 통한다. 혀를 말아 입천장에 대고 천천히 호흡을 하면 침이 절로 나와서 입안에 가득 찬다. 이것을 천천히 삼키면 그 기운이 저절로 오장으로 들어가 적셔준다. 이렇게 하면 기가 단전으로 돌아가게 된다. 자시부터 축시(1~3시)까지 해도 좋다. 또한 인시(3~5시)에 일어나서 해도 되고, 누워서 하는 것도 괜찮다. 하루 일과에서 생성된 탁기(濁氣)를 배출하는 호흡법과 그 이후에 이어지는 깊고 미세한 호흡으로 입안에 고이는 침을 삼켜서, 오장을 보강하는 양생법이다.

이런 건강 수련법은 한의학에서 자시를 물의 시간으로 이해하고 그 시간을 추천한 것이지만, 실제로는 하루 종일 어느 때에 행해도 좋다고 봐야 한다. 그래서 《동의보감》에서도 "사람이 늘 옥천(玉泉)을 삼킨다면 천수를 누릴 수 있고 얼굴에도 광택이 난다. 옥천은 입안의 침이다. 닭이 울 때, 이른 새벽, 해가 뜰 무렵, 정오 가까운 대, 12시, 오후 16~17시, 해질 때, 땅거미가 들 때, 밤 24시 등 하루 아홉 침으로 양치하여 삼킨다."라고 하였다. 옥천의 효험은 정말 무시할 수 없을 정도다. 타액 분비가 적어지는 노령자들에게 특히 이 수련을 통해서 얻어지는 연정(鍊精)의 효과를 많이 볼 수 있을 것이다.

회춘 양생을 지금 실천하자

《동의보감》에서 "사람이란 만물의 영장이다. 타고난 수명은 본래 4만 3,200여 일이다. 곧 120살이다. 그래서 만약 이름난 스승을 만나 비결(秘決)을 받고 신심(信心)을 내어 애써 구한다면 비록 120살이 되더라도 건강한 상태로 살아갈 수 있다. 마치 늙은 나무에 어린 가지를 접붙였을 때 다시 싱싱하게 살아나는 것과 같다. 결국 사람이 늙었어도 진기(眞氣)를 다시 보하면 늙은 상태를 돌이켜 젊어질 수 있다."고 하여, 장수에 있어서 실천되어야 할 회춘·재활·갱생의 양생을 실행하는 데 나이와 무관함을 주장하고 있다. 무병장수를 희망하는 회춘(回春) 양생은 고령화 사회로 진입한 사회에서는 무엇보다 희망의 메시지가 아닐 수 없다.

가령, 《동의보감》에서 제시되는 참된 마음으로 양생의 도리를 구하고 실천하는 일의 중요성을 언급하는 대목을 보자. "여순양은 64세에 양생 선생인 정양진인(正陽眞人)을 만났고, 갈선옹은 64세에 정진인(正眞人)을 만났다. 이들은 모두 양생법을 실천하여 신선이 되었다. 이들은 장년이었지만 양생의 도를 사모하여 규율을 지키고 양생 공부를 실행하여 목적을 달성하였다. 만약 세상 사람들처럼 욕망에 따라 정(精)을 손상시키고 생각을 너무 해서 신(神)을 손상시키며 몸을 피로하게 해서 기(氣)를 소모시켜 진양(眞陽)이 이미 손실되었다면, 비록 대도(大道)를 64세 이전에 듣는다 하더라도 성공하기 어려울 것이다."고 하여, 나이에 관계없이 참된 마음으로 실천하는 양생법을 두드러지게 강조한다.

요컨대 이 대목은 좋은 인연으로 올바른 스승과 더불어 시의적절하고 탁월한 양생법을 만나, 생활에서 지속적으로 실천하면 누구나 건강 장수의 회춘을 경험할 수 있다는 희망의 전언인 셈이다. 그러나 이때 신통술 같은 방식을 뒤쫓아 양생의 도리를 구하려 해선 결코 안 된다. 신선은 다만 상징적 이름이거나 문학적 표현일 뿐이며, 생활 속에서 꾸준한 훈련으로 건강과 행복을 달성하려는 태도가 중요하다. 만약 신통술 같은 이론과 기술을 추구하다 보면 이상한 사도(邪道)의 상태에 함몰되거나 집착해 거꾸로 건강 장수의 회춘과는 멀어지게 된다.

정기 순환 관문을 이해하자

《동의보감》에서 "등 뒤에 삼관(三關)이 있다. 머리 뒤통수에 있는 관문을 옥침관(玉枕關)이라 하고, 등뼈의 양옆에 있는 관문을 녹로관(轆轤關)이라 하며 수화(水火)가 교차하는 곳에 있는 관문을 미려관(尾閭關)이라고 한다. 이곳은 모두 정기(精氣)가 오르내리는 길이다."라고 하였다. 이 세 관문은 모두 정기신과 관련되어 있다. 즉 옥침관은 신, 녹로관은 기, 미려관은 정으로 연계되어 장수 건강의 핵심 축을 이룬다.

옥침관·녹로관·미려관으로 구성된 배유삼관(背有三關)은 정기가 오르내리는 관문이며, 건강 장수와 마음 수행을 위해 갖추어야 할 신체 자세 차원에서의 기운 순환 경로를 구체적으로 제시하고 있다. 삼관은 뇌(腦)후, 협척, 수화지제(水火之際)의 부위로서 드러나는데, 옥침관은 경추 1, 2번으로 뇌후이며, 녹로관은 흉추 3, 4, 5번 부위로 협척이며, 미려관은 꼬리뼈 선골부로 수승화강(水昇火降)의 기운이 접속하는 곳이다. 사실 이곳들은 인체 정기 순환의 핵심 통로이지만, 장수 양생을 위한 운동으로도 기운 순환이 어려운 세 부위를 지칭한 것이다.

실제로 양생을 꾸준히 실천하다 보면 자연스럽게 화타오금희(華佗五

禽戲), 태극권 등의 동작이 배후삼관의 타통(打通)을 위한 내용으로 이뤄진 동작이라는 것을 알게 되는데, 동시에 그 완전한 실현의 어려움도 깨닫게 된다.

따라서 배후삼관에 관계된 양생법은 장수 건강 운동의 기본이면서, 동시에 도달해야 할 목표이기도 하다. 《동의보감》은 '배후삼관'을 총론편에서 구체적으로 언급하고 있는데, 그 까닭은 육체를 기반으로 이루어지는 에너지 순환과 정신을 기반으로 한 집중의 내용을 함께 다루면서 인간의 삶을 관찰했기 때문이다.

《동의보감》에 따르면 육체적 기반을 중심으로 한 에너지 순환과 정신 집중을 통한 수승화강의 성성적적(惺惺寂寂)한 상태가 원활하게 진행되면, 정기 순환이 제대로 되는 증거로서 타액 분비가 원활하게 이루어진다고 본다. 삼관을 바르게 하고 편안하고 고르게 호흡을 하면, 수승화강이 제대로 되어 정신이 맑아지며 동시에 마음이 고요한 상태를 이룬다. 이 경우에 정기순환이 이루어진다는 신체적 증거로 침 분비가 원활해진다. 그래서 《동의보감》의 환단내련법(還丹內煉法)에서는 이 수련을 통해서 형성되는 타액의 분비를 금액이나 금수 또는 신수라고 명명한다. 입안에 타액이 가득 고여 있는 상태를 비유적으로 화지(華池)로 지칭하기도 한다.

여러 양생법을 올바르게 실행할 경우, 자연스럽게 타액의 분비를 경험하게 된다. 이 타액의 분비에 대해서는 거의 모든 한의학의 입장에서 제출된 양생서에서 공통적으로 언급하는 대목이다. 더불어 이 양생법은 심화를 하강하도록 하여 단전으로 들어가게 함으로써 건강 장수에 근원을 보양하는 방식이므로, 일시적으로 해야 할 공부가 아니고 평생을 두고서 수련을 거듭해야 할 공부라고 주장하고 있다.

그러므로 장수 건강의 양생법과 마음공부는 편벽됨 없이 더불어 평생 실천해야 할 참된 공부이다. 설령 사회생활에서 온갖 성공과 실패 사이에 있더라도 결코 물러서거나 놓쳐서는 안 될 절대적인 공부이다. 간혹 평생 공부하여도 결과가 미미하다고 빈정대거나 힐난하는 부류를 만나더라도, 그네들의 말에 휘둘려 공부를 단절하면 안 된다. 인간으로 태어나 죽을 때까지 포기하지 않고 끊임없이 해야할 공부가 있다면, 오직 건강 양생과 마음 수행에 관한 것일 따름이다.

생활 양생으로 무병장수하자

건강 양생에서는 육체와 정신을 과잉되게 손상하지 않는 것을 장수를 위한 중요한 방안으로 여긴다. 여기에서 손상하지 않는다 함은 항상 보양을 근본 원리로 삼고 편안할 때 위험할 것을 염려하여 미리 예방한다는 의미이다. 비록 젊은 시기에 손상되어 쇠하였다고 해도 나이 들어 질병을 관리하고 육체와 정신을 보익한다면 기혈(氣血)이 넉넉해지고 정신이 만족하여 건강 장수하는데 무리가 없다. 따라서 이런 양생의 관점에서는 피로를 예방하는 것이 가장 중요하다.

종종 직장 일로 인하여 심신을 상하고 난 뒤에야 건강의 중요성을 때늦게 깨닫는 일이 빈번하게 벌어지는 풍경을 보게 된다. 문제는 이때가 이미 늦었다는 사실일 터이다. 그러나 이 때늦은 시기에라도 양생의 의미를 제대로 알고 실천하면, 회춘이 불가능하지 않다. 건강 양생에는 이르고 늦은 것이 없다는 것은 이 때문이다. 또 청년들은 대체로 건강 양생과 자신이 아무 관련이 없다고 막연히 생각하는데, 노화는 20대부터 이미 시작하므로 청춘 시절부터 양생의 길을 통해서 때늦은 대처를 피하거나 질환을 예방하는 현명한 처사가 필요하다.

건강 양생의 대가로 추앙받는 중국 당나라의 손진인은 "비록 매일같이 음식을 먹어도 양생하는 방법을 알지 못하면, 역시 오래 살기 어렵다. 양생의 도리는 적당한 노동이다. 다만 너무 피로하지 말고, 감당할 수 없는 일을 억지로 하지 말아야 한다. 대체로 흐르는 물이 썩지 않고 문지도리에 좀이 슬지 않는 것은 늘 운동을 하기 때문이다. 양생의 도리는 오랫동안 걷지도 말고, 오랫동안 서 있지도 말고, 오랫동안 앉아 있지도 말고, 오랫동안 누워 있지도 말고, 오랫동안 보지도 말고, 오랫동안 듣지도 말아야 한다. 이는 모두 수명을 단축시키기 때문이다."라고 말한 바 있다. 결국 운동이 중요하지만 동일한 동작의 지속과 습관이 오히려 건강을 망칠 수 있음을 경고하고 있다.

이 뿐만 아니라 손진인은 "손상하면 그 즉시는 모르지만 오래되면 수명을 단축하기 마련이다."라고 하면서, 건강 장수를 방해하는 만성질환이 나타나면 이미 늦었다는 것을 강조하기도 한다. 즉 "몸은 게을러지기 쉽고, 마음은 방만해지기 쉽다."는 옛말처럼 적당한 운동과 휴식으로 피로를 조절할 수 있어야 하며 다만 한 가지 동작을 지속적으로 하는 것을 피하고 정신을 수양하는 것이 양생에서 놓치지 않아야 지점이다. 하지만 손진인의 제언은 알기는 쉬우나 지속적인 실천이 어렵다는 데 있다.

《동의보감》에는 건강을 관리하는 생활 양생의 7가지 실천 방법을 구체적으로 제시하고 있다. 첫째, 말을 적게 함으로써 체내의 정기를 보양해야 한다. 통상적으로 말을 많이 하면, 기운이 손상된다. 둘째, 색욕을 경계하여 정기를 보양할 수 있어야 한다. 정기는 생명의 원천이므로 과도하게 배설하지 않도록 해야 한다. 셋째, 기름기 적은 음식을 통해서 혈기를 보양하기를 권한다. 지나친 기름기는 기혈 순환을 방해해 심신을 지치게 만든다.

넷째, 일상적으로 침을 자주 삼켜서 오장의 기운을 보양하는 것이 좋다. 침을 뱉지 않는 것을 넘어서, 속보로 걷거나, 힘들여 듣거나, 과식을 하지 않는 것까지 포함한다. 더 나아가 지나치게 목마르게 해선 안 되고 과도하게 음용하지도 않는다. 다섯째, 함부로 성을 내지 않음으로써 간기를 보양한다. 분노는 간을 손상시키는 원인이다. 여섯째, 주어진 음식을 맛있게 먹어 위기가 보양되도록 한다. 기쁨으로 충만한 식사가 위장의 소화를 돕는 것은 당연한 이치다.

일곱째, 과잉된 사색과 지나친 걱정을 줄여 심기(心氣)를 보양해야 한다. 사람이 욕심을 버리면 마음은 평온히 안정되고, 마음을 깨끗이 하면 정신은 절로 맑아져서 육욕(六慾)이 생기지 않게 되며 이 때문에 삼독(三毒)이 자연스럽게 없어지므로 심장이 튼튼해진다. 이 7가지는 양생 실천의 구체적 지표이자 생활 속에서 함께하는 지속적인 실행의 중요성을 거듭 강조하고 있다.

한편, 《황정경(黃庭經)》에서 "그대가 죽고 싶지 않다면 곤륜(머리와 얼굴)을 닦아야 한다. 머리는 자주 빗어야 하고, 손은 늘 얼굴에 두어야 하며, 이는 자주 맞쪼아야 하고, 침은 늘 삼켜야 하며, 호흡은 가지런하게 단련하여야 한다. 이 5가지가 곤륜을 닦는 방법인데, 곤륜이란 머리를 말한다."고 하여, 머리와 얼굴의 기운 순환과 양생을 강조한 바 있다. 우리나라 이제마의 《동의수세보원》에서는 체질별 빗질의 차이를 태음인과 소음인과 소양인 순으로 제시하면서, 이것이 빗질이 중풍 예방에 효과가 있다고 언급하기도 했다.

건강 양생의 실천과 공부에서 널리 알려진 명언이 있다. 혜강이 적시한 건강 양생 실천의 5가지 어려움이 그것이다. 명리(名利)에 얽매여 있는 것이 첫째 어려움이다. 명예와 이익에 대한 지나친 추구는 두뇌와 심장을 손상하기 마련이다. 희로(喜怒)에 붙들려 있는 것이 둘째 어려움이다. 희로는 감정을 대표하는 단어다. 결국 성냄, 기쁨, 우울, 슬픔, 공포 등의 감정이 과도하게 될 때 곧바로 오장이 손상되는 것을 피하기 어렵다는 뜻이다. 성색(聲色)에 사로잡혀 있는 것이 셋째 어려움이다. 외부 세계의 화려한 유혹에 과도하게 집착할 경우 심기와 생체 에너지가 소모되는 것을 피할 수 없다. 이를 테면 스마트폰으로 대표되는 현대 물질문명의 화려한 도구와 콘텐츠에 몰입해 심신이 상하는 것을 주의해야 할 것이다. 기름진 음식으로부터 거리를 두지 못하는 것이 넷째 어려움이다. 이는 인체 내부에 노폐물을 지나치게 축적하여 기혈의 순환을 방해한다. 과다한 정신노동에 내몰려 신이 허하고 정이 흩어지는 상황에서 쉽사리 벗어날 수 없는 것이 다섯째 어려움이다. 과도한 정신의 운용과 소모는 근원적인 생명력 자체를 고갈시키는 원인이 된다는 것을 주지해야 한다.

만약 이 5가지의 어려움이 없다면, 장수를 애써서 이루려고 하지 않아도 자연히 오래 살게 된다. 이는 건강 양생의 육체적·정신적 양면의 특성을 매우 잘 드러내고 있는 진단이라고 할 수 있는데 역대 건강 양생가에서 두루 인정받는 내용이다.

이에 더해 갈선옹은 《청정경(淸靜經)》에서 "사람이 욕심을 버리면 마음은 자연히 안정되고, 마음을 깨끗이 하면 정신은 자연히 맑아져서 육욕이 생기지 않고, 탐진치(貪瞋癡)의 삼독이 저절로 없어진다. 사람이란 마음이 비면 정신이 맑아지고, 앉아서 선정에 들면 마음이 고요해지며, 말하고 듣는 것을 적게 하면 정신과 수명을 보존하게 된다. 사람이 대체로 말을 많이 하면 기를 상하고, 너무 기뻐하면 정을 방종하게 하며, 성내는 일이 많으면 의를 상하고, 슬퍼하고 사색하며 걱정하는 일이 많으면 신을 상하며, 탐욕과 피곤한 일이 지나치면 정을 상한다. 대개 이러한 것들은 모두 수양하는 사람에게 있어서는 안 될 일이다."라고 하여, 생활 속에서 삼가 근신하면서 수양에 힘쓸 것을 권하고 있다.

사상 체질을 제대로 알자

사상의학(四象醫學)은 조선 말기에 동무 이제마의 《동의수세보원》을 통해서 창안된 우리 민족 고유의 한의학이다. 모든 사람은 태양인, 소양인, 태음인, 소음인의 네 가지 체질 가운데 하나에 해당되며, 이러한 체질에 따라 신체형태, 심리상태, 활동양상, 버릇, 질환 등이 다르므로 각각의 체질에 맞게 자신의 몸을 운용한다면 더욱 효과적이고 높은 질의 삶을 살 수 있을 것이다.

보통 체질에는 여러 가지 의미가 있다. 유전적인 선천적 체질, 태어난 이후에 변화하는 후천적 체질, 생리적 체질, 병리적 체질, 심리적 특성을 의미하는 체질, 특이한 반응을 나타내는 특이 체질, 허약한 체력이나 아토피 등의 질병에 잘 걸린다는 의미의 뜻을 가진 '체질' 등이 있다. 상위에 나열한 각각의 체질은 학문 분야에 따라서도 의미하는 바가 다르다.

음양오행으로 보면 인간의 선천적인 성품은 타고난 기질로 인하여 어느 한쪽으로 편중 편벽된 경향성을 띤다. 이것은 개인의 습성(버릇)으로도 나타난다. 결국 체질은 기질의 편중 편벽성으로 나타나는, 정신적이고 육체적인 패턴을 종합하여 전일적(全一的)으로 말하는 것이라고 할 수 있다.

인간의 보편적인 일반성보다 개체성을 중시하는 한의학은 그 자체가 바로 개체생리, 개체병리를 중심으로 펼쳐지는 체질의학이다. 사상체질은 네 가지 유형으로 구분하므로, 혈액형 같은 유형체질의 일종이다.

인체는 우주 자연의 5대 기운을 받아 오장을 통하여 모든 생명현상을 나타낸다. 오장은 인체 정기를 저장하는 생명 발현의 핵심이기 때문에 장수, 건강양생과 관련하여 가장 중요한 것은 오장의 크고 작음 그리고 강약이다.

사상 체질은 오장의 대소강약이라는 구조적인 기반을 바탕으로 발현되는 생명현상을 관찰한 것이다. 발생학적으로 오장의 크고 작음을 기반으로 네 가지 사상 유형을 구분하기 때문에 선천 체질의학임을 알 수 있다. 또한 태어난 이후의 사상 체질적 특성은 후천적 기운 순환의 편벽(기질의 차이성으로 발현)으로 다시 나타난다. 얼굴의 생김새, 몸통의 특성, 질병 발생의 특성, 버릇, 취향, 재주 등 다양한 현상의 영향이 그것이다. 사상 체질의학은 하나의 생리, 병리, 진단, 치료, 예방의 양생 체계를 갖춘 의학 이론인 것이다.

사상 체질은 이전의 한의학 보다 더 발전한 것이다. 사상 체질은 선천 체질론, 생리와 병리를 종합하는 체질론, 성정 체질론, 등의 유형 체질론을 기본 내용으로 하며, 우수한 맞춤형 의료 기술 정보를 제공하고 있다.

그중에서 장수 건강과 관련하여 가장 중요한 핵심은 성정(性情)의 조절이다. 즉 성품과 감정의 조절이 체질을 결정하는 중요한 요소이며, 질병을 발생시키는 인자가 되고, 건강과 장수를 위한 사회생활 양생법의 핵심이라고 할 수 있다.

세 살 버릇 여든까지 간다는 속담이 있듯이 타고난 성품 즉 심성은 잘 변하지 않는다. 타고난 심성의 차치에 따라 폐, 비장, 간, 신장 이렇게 네 개 장기의 크기가 결정되고, 장부의 대소에 따라 네 가지 체질로 구분한다. 여기서 대소는 크고 작음을 말하는 것과 함께, 장부의 기능이 활발하고 약함을 의미한다.

태양인은 폐대간소(肺大肝小)하다. 기와 진액을 발산하는 폐 기능이 활발하고 흡수하는 간 기능이 약하다. 반대로 태음인은 간대폐소(肝大肺小)하다. 흡수하고 수렴하는 간 기능이 강하고 발산하고 내뱉는 폐 기운이 약하다. 그리고 소양인은 비대신소(脾大腎小)하다. 음식물을 받아들이는 비 기능이 강하고 배설하는 신 기능이 약하다. 반대로 소음인은 신대비소(腎大脾小)하다. 배설하는 신 기능은 좋으나 받아들이는 비 기능이 약하다. 많은 사람들이 서양의학의 장기와 사상체질의 장기를 비슷하거나 같다고 생각하지만 사상체질의 폐비간신(肺脾肝腎)은 서양의학에서 사용하는 장기의 개념과는 차이가 있다.

네 가지 체질 중 어떠한 체질로 타고나는 것은 본인의 신령혼백(神靈魂魄)이 선택한 선천적인 것이다. 그리고 어떤 체질이 좋고 나쁘다는 우열의 개념이 없기 때문에 각 체질의 특징을 잘 알고 약하게 타고난 부분을 어떻게 조화롭게 조절 할 것인가가 중요하다.

타고난 체질에 따라 건강의 조건과 나타나는 질병이 다르다. 흔히 병이 나면 체질을 바꾸면 된다는 식으로 간단하게 생각하지만 체질은 바뀌는 것이 아니다. 체질 개선의 의미는 체질적으로 접근하여 병증을 개선한 후 체력을 회복한다는 의미이다. 자신의 체질을 잘 알고 평소 몸에 나타나는 증상을 잘 관찰한다면 자신의 건강을 스스로 관리하는 데 많은 도움이 될 것이다.

태양인은 평소 소변의 양이 많고 자주 봐야 건강하다. 소변이 잘 나오지 않으면 먼저 병을 의심해 보아야 한다. 대변은 매끄럽게 나오고 덩어리가 크고 양이 많아야 좋으며 얼굴색은 희고 몸에 살이 찌지 않는 편이 좋고 명치 밑에 덩어리가 없어야 한다. 등과 허리와 외신(고환)에 땀이 나는 것은 좋고 입안에 침이 고이거나 잘 넘어가지 않으면 병이 된 것이다. 음식물을 넘기기가 어렵고 삼킨 뒤 다시 토해 내거나 위 부위가 몹시 창만한 경우는 열격반위(噎膈反胃)라는 특이 병증으로 반드시 치료를 받아야 한다. 하체가 원래 허약해 힘이 없어 다리가 풀리는 해역증(解㑊證) 역시 치료가 필요하다. 이처럼 태양인은 하체가 부실한 체질이기 때문에 평소 운동을 통해 하체를 단련하는 것이 좋다.

소양인은 대변이 잘 통하면 건강하다. 내부의 양기가 상승하지 못해서 울체되면 위장이 열을 받아 대변이 건조해지고 막히는데 이런 상태가 되면 가슴이 답답하고 고통스럽다. 또한 비장에 찬기가 있는 경우에는 설사를 하게 된다. 설사를 지속적으로 하다가 대변을 간신히 보거나 몸에 열을 동반한 두통이 있고 대변이 가늘게 조금씩 나오면 변비가 될 징조이다. 소양인은 신장의 배설 기능이 약해 소변을 시원하게 보지 못하는 경우가 있다. 노심초사로 양기가 허약해지면 잠들었을 때 땀을 흘리고 오한이 생기며 음기가 약해지면 오후에 열이 나고 갈증이 나면서 구역질이 난다. 이런 경우는 반드시 약을 복용하고 섭생(攝生)에 더욱 신경 써야한다.

태음인은 평소 땀을 잘 흘려야 건강하다. 머리부터 가슴 아래로 땀이 나고 땀방울이 충분히 큰 것이 좋다. 가슴이 뛰고 울렁거리며 눈이 아프거나 눈 주위가 떨리는 증상이 흔히 있다. 설사병이 생겨 소장이 꽉 막히고 마치 안개가 낀 것 같이 답답함을 느끼면 중병이 된 것이다. 식사량은 많은데 변비가 생기며 갈증이 나고 소변량이 늘어나면 간에 조열(潮熱)이 생겼다는 징조로 매우 좋지 않다. 조열이 심해지면 음혈(음기와 혈액)을 고갈시켜 귀가 울리고 눈이 침침하며 하지가 무력해지고 허리가 아픈 소모성 질환이 많이 발생한다.

소음인은 소화가 잘 되어야 건강하다. 음식물을 받아들이는 비위의 기능이 약해 자주 체하고 과식을 하거나 찬 음식을 먹으면 설사를 하게 된다. 식후 트림을 자주 하거나 하품이 잦은 것도 비위 기능이 약하기 때문에 생기는 현상으로 찬 음식과 기름기가 많은 음식을 삼가는 것이 좋다. 평상시 자신도 모르게 한숨이 나오기도 하고 꼼꼼한 성격 때문에 생각이 많아 내부 갈등으로 에너지 소모가 많다. 이런 경우 가벼운 산책과 취미를 이용하여 기분 전환을 하는 것이 좋다. 평소 땀이 적은 편인데 많아졌다면 병을 의심해야 한다. 이는 양기가 매우 부족해 외부로 새어나가는 현상이므로 급히 치료를 받아야 한다. 특히 더운 여름철 지나친 운동이나 무리하게 땀을 빼는 목욕 등으로 양기를 외부로 흘려서는 안 되고 수박·참외·아이스크림·냉면 등의 찬 음식의 섭취를 주의해야 한다.

사상 체질의 건강 양생에서 가장 중요한 것은 무엇일까. 이는 바로 양생의 교육이다. 교육이야 말로 사람의 정신을 바로 세우고 육체적으로 건강하게 하는 비책중의 비책인 것이다. 교육은 타고난 선천적인 한계성을 후천의 인간적인 노력으로 그 가능성을 확대하여 나아가는 것이다. 그렇기 때문에 교육은 인간 사회의 삶의 질을 높일 수 있는 최고의 항목이라고 할 수 있다. 한의학의 마음 수행과 건강 양생도 이와 같은 맥락이다.

인간은 선천적으로 체질적 한계성을 갖게 된다. 이것은 출생 이후의 후천적인 생활에도 지대한 영향을 미치게 되는데 이처럼 인간은 유전적인 한계성을 갖고 살아가는 것이다. 육체적인 태소음양인(太小陰陽人)의 사상체질은 오장의 대소 강약으로 인한 한계성을 보인다. 이는 모든 인간이 태어나고 죽는 순간까지 갖고 가게 되는 특성이다.

육체적인 한계성이 있다면 정신적으로도 육체적인 측면에 견주어 비박탐나인(鄙薄貪懦人)의 한계가 있다. 천박, 비루하고 경박, 경솔하고 탐욕스럽고, 나약하고 비겁한 인간의 정신적인 문제점을 네 가지로 파악하고, 이를 사상 체질에 견준 것이다. 인격수양을 하여 정신적으로 이 네 가지 단점을 극복한다면, 주색재권(酒色財權) 등에 쉽게 경도되는 경향을 가진 비박탐나인의 한계성을 극복할 수 있다. 바로 이 점에서 교육의 가치가 발휘될 것이다.

사상체질 의학을 비롯한 한의학은 선천적인 한계성과 동시에 후천적인 가능성을 말하고 있다. 성정의 경도로 인한 태생적인 기질의 편중을 교정하는 것이 수행과 양생의 교육이다. 개인의 개체성인 체질의 특성을 바로 알고서, 육체와 정신을 교육으로 개선하는 것이다.

양생의 교육적 가치는 '선천적 한계성'을 극복하고 '후천적 가능성'이 발현되도록, 개인의 장점을 증강하고 단점을 교정 보완하는 것이라고 할 수 있다.

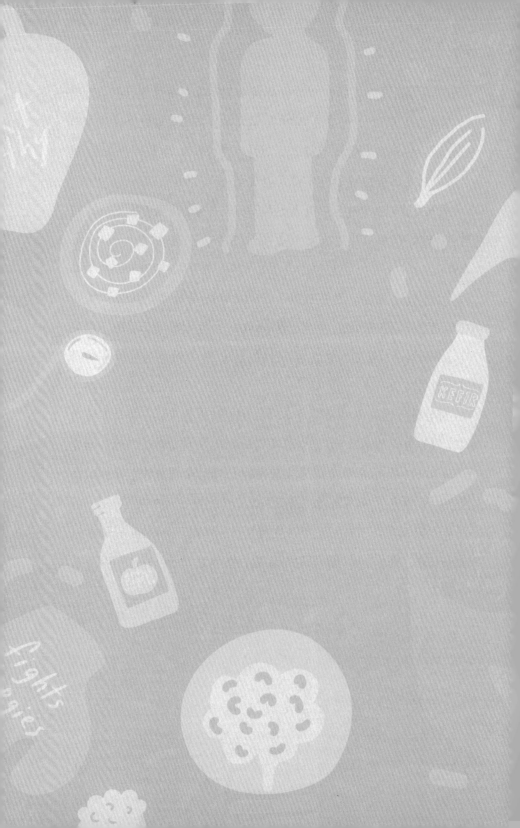

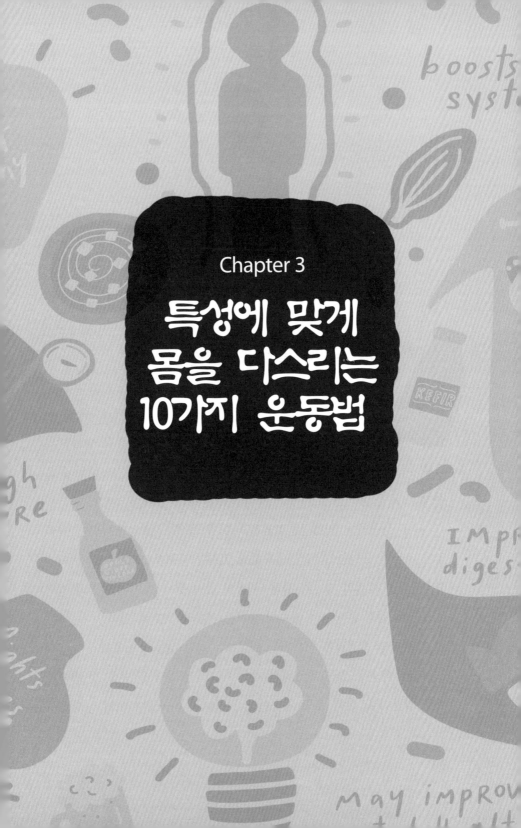

Chapter 3

특성에 맞게
몸을 다스리는
10가지 운동법

퇴행성관절염으로 인한 무릎 통증을 완화하는 운동

특별히 다친 적도 없는데 무릎이 시도 때도 없이 쑤시고, 붓고, 누르기만 해도 아프고, 조금만 걷거나 서 있으면 엄청난 통증을 유발하는 증세. 바로 퇴행성관절염이다. 이 병을 방치하게 되면 관절의 변형이 올 수 있고 몸을 움직임에 있어 큰 제한이 생길 수도 있다.

많은 사람들이 퇴행성관절염은 나이가 들면 관절이 노화되어 아픈 것이 지극히 당연한 일이라 생각하고 있지만 사실은 그렇지 않다. 퇴행성관절염은 관절의 지나친 사용, 체중의 압박 등으로 인한 연골의 마모로 관절이 점점 손상되어 염증이 생기는 것이라고 할 수 있다.

그렇다면 관절염을 일으키는 원인에는 어떤 것들이 있을까?

여러 원인이 있을 수 있지만 가장 대표적인 발병 원인 중 첫 번째가 바로 비만이다. 살찐 것도 억울한데 무릎까지 아파오니 이거 설상가상이 아닐 수 없다. 우리 몸을 이루는 여러 관절 중 퇴행성관절염이 주로 생기는 부분은 허리, 발목, 손목, 그리고 무릎이다. 그중에서도 특히 무릎은 체중에 직접적인 영향을 받기 때문에 몸무게가 1kg만 늘어도 무릎이 받는 부담은 10kg 이상이 될 수 있다. 그렇기 때문에 이미 퇴행성관절염이 시작 되었다면 운동도 중요하지만 가장 시급한 것이 철저한 식단 관리를 통한 체중조절이다.

두 번째는 계단 오르내리기이다. 요즘은 건물에 에스컬레이터나 엘리베이터가 없는 곳을 찾아 볼 수 없을 만큼 보편화 되어있기 때문에 이런 것들을 적극 이용해야 한다. 무릎이 아파지기 시작한 퇴행성관절염 환자라면 무릎을 위한 운동에 계단 오르내리기는 절대 포함이 해서는 안된다. 계단을 오르는 것은 조금 덜 할 수 있지만 계단을 내려갈 때 무릎 관절이 받는 부담은 오를 때 보다 커 관절의 염증을 더욱 악화 시켜 통증은 더 심하게 될 것이다. 만약 무릎이 아프다면 지금부터는 무조건 에스컬레이터, 엘리베이터를 이용하기를 바란다. 굳이 계단 오르기가 아니어도 무릎 관절에 좋은 운동이 많이 있으니 그에 맞는 운동을 선택하는 것이 중요하다.

세 번째는 오래 서 있기이다. 가사 일이 하루 일과의 전부라 해도 무방한 주부들은 설거지, 청소 등의 일을 할 때 어쩔 수 없이 오래 서 있게 되는데, 이때 무릎에 상당히 많은 부담이 생긴다. 주로 서서 일하는 사람들도 마찬가지이다. 오래 서 있으면 허리가 더 아플 것 같지만 사실 인체 역학적으로 몸무게의 충격을 가장 많이 흡수하게 되는 관절은 무릎 관절이다. 식당이나 카페에서 보게 되는 높은 의자는 무릎에 부담을 줄이고 서있는 효과를 볼 수 있다. 내 무릎을 위해 이런 높은 의자에 앉아 설거지나 서서 해야 하는 일을 해보는 것은 어떨까? 높은 의자를 하나 장만하는 비용이 인공 관절 수술비보다 백배 이상 저렴하다는 것을 감안하면 얼마나 훌륭한 투자인가.

네 번째는 하이힐이다. 여성의 아름다움을 상징하는 하이힐은 여성들에게는 포기하기 어려운 패션 아이템일 것이다. 하지만 하이힐은 무릎에는 백설공주의 예쁜 독 사과 같은 것이라고 할 수 있다. 보기에는 너무 예쁘지만 내 무릎을 망가뜨리는 독 사과라고 해도 과언이 아닐 것이다. 하이힐을 절대 벗어던져 버릴 수 없다면 신는 횟수만이라도 조금 줄여보기 바란다.

"관절염에 좋은 운동을 하면 무릎 연골이 좀 재생될까요?" 관절염을 앓고 있는 많은 사람들의 공통된 질문이다. 하지만 안타깝게도 아무리 무릎 재활 운동을 열심히 한다 해도 한번 닳아 없어진 연골은 재생 불가다. 연골에는 혈관이 없어 산소와 영양분이 공급되지 못하기 때문이다.

하지만 이가 없으면 잇몸이라는 말이 있듯 연골이 아닌 다른 부분을 강화시키면 관절염은 완화될 수 있다. 무릎 관절을 이루는 것은 연골뿐만이 아니기 때문이다. 관절은 관절막, 관절액 힘줄, 근육으로 이루어져 있다.

따라서 연골의 부재로 통증이 생기는 관절염은 관절의 다른 요소들을 강화시킴으로써 통증을 효과적으로 완화시킬 수 있다. 다시 말해 일상생활에 지장이 없는 튼튼한 무릎 관절을 만드는 것은 약이나 주사가 아닌 운동만으로도 충분하다는 이야기이다.

그렇다면 무릎 관절을 튼튼하게 만드는 올바른 운동은 과연 어떤 것일까? 이미 관절염이 시작되었거나 무릎이 약한 사람들은 무릎 관절 강화 운동을 할 때 서서하는 스쿼트 같이 무릎에 체중이 실리는 운동은 피하는 것이 좋다. 서서하는 운동보다는 누워서 하는 운동으로 무릎에 무리가 가는 것을 최소화 하도록 하자.

또한 무릎의 올바른 스트레칭을 통해 무릎 관절의 대사 작용을 적극적으로 도와야 한다. 관절은 구부렸다 폈다의 반복으로 인해 관절액으로부터 영양을 공급받고 노폐물을 배출하는 대사작용을 하게 된다. 이를 통해 관절은 그 생명을 유지하게 되는데 만약 그런 대사 작용이 잘 이루어지지 않게 되면 관절은 빨리 퇴화한다. 이런 관절의 원활한 대사 작용을 위해서는 올바른 스트레칭을 꾸준히 해주는 것이 가장 중요하다.

올바르게 움직일 수 있다면 지속적으로 더 많이 움직여야 한다. 체중의 영향을 받지 않고 무릎을 강화시키는 운동과 스트레칭, 지금부터 올바르게 더 부지런히 움직여 보자.

*무릎 운동: 엎드려 쿠션 레그레이즈

(1) 배에 쿠션을 깔고 엎드린 다음 양손은 머리 위로 만세 자세를 해준다. 엎드린 상태에서 가슴을 앞으로 내미는 느낌을 잘 유지하도록 한다.

(2) 숨을 내쉼과 동시에 한쪽 다리를 곧게 편 상태로 최대한 높이 들어 올린다. 이때 들어올린 다리의 골반이 바닥에서 떨어지지 않도록 주의하여야 한다. 5초 정도 버틴다.

(3) 다시 처음의 자세로 돌아온다. 양쪽 모두 15회씩 3세트 반복한다.

*무릎 운동: 옆으로 누워 다리 차기

(1) 무릎에 루프밴드를 끼우고 옆으로 눕는다. 아래쪽의 무릎은 직각으로 구부려주고 위쪽의 무릎은 곧게 펴준다. 허리와 가슴은 바르게 편 자세를 유지한다.

(2) 골반을 살짝 앞으로 밀어주는 느낌과 동시에 숨을 내쉬면서 위쪽 다리를 옆으로 올려 밴드를 벌려준다. 5초간 버틴다.

(3) 다시 처음의 자세로 돌아온다. 양쪽 모두 15회씩 3세트 반복한다.

*무릎운동: 앉아서 다리 들어 올리기

(1) 한쪽 무릎은 직각으로 구부리고 한쪽 무릎은 곧게 편 상태로 바닥에 허리와 가슴을 펴고 양손을 엉덩이 뒤로 짚고 앉는다.

(2) 편 다리의 발목 옆에 작은 컵을 하나 놓고 숨을 내쉬면서 다리를 들어 올려준다. 3초간 정지한다.

(3) 컵을 넘어 반대쪽으로 다리를 내려놓는다. 양쪽 모두 15회씩 3세트 반복한다.

중성지방을 줄여주는 운동

겉보기에는 마른 체형이지만 지방이 내장 사이 사이에 끼어 있는 '내장지방형 비만'을 마른 비만이라고 한다. 중성지방이 내장 곳곳에 끼어 있는 내장지방형 비만은 지방이 보이지 않는 곳에 조금씩 쌓이기 시작하면서 여러 대사성 질환의 원인이 되기 때문에 오히려 일반 비만보다 더 위험하다고 할 수 있다. 특히 이 중성지방은 콜레스테롤 같은 혈액 속 지방성분이지만 콜레스테롤이 30퍼센트가 음식물로부터 공급되고 70퍼센트는 체내에서 만들어지는데 반해 거의 대부분 음식물을 통해서 공급되기 때문에 기름진 음식을 많이 먹는 사람은 상대적으로 중성지방 수치가 쉽게 높아질 수밖에 없다.

또 한 가지 중요한 점은 콜레스테롤은 체내에서 에너지원으로 사용되지 않기 때문에 활동량과는 별로 관계가 없고 중성지방은 포도당과 함께 세포에서 중요한 에너지원으로 사용되기 때문에 활동량과 관계가 깊다. 즉, 중성지방은 콜레스테롤과는 달리 활동량을 올리는 운동을 열심히 하면 그 수치를 낮출 수 있다는 것이다. 자신의 중성지방 수치가 높다면 식습관과 운동습관을 체크하고 잘못된 부분은 반드시 고쳐나가야 한다. 중성지방은 기름진 식사 외에도 정제된 곡물(흰쌀, 밀가루 등)을 많이 섭취했을 때에도 높아진다.

탄수화물을 많이 섭취하게 되면 혈당이 올라가게 되는데 이때 올라간 혈당을 낮추기 위해 인슐린이란 호르몬이 분비된다. 인슐린은 혈액 내에 남아도는 당을 끌어 모아 각 조직에 지방으로 저장하는 역할을 한다. 탄수화물의 과다 섭취로 혈당이 상승하고, 그로 인해 인슐린의 분비량이 많아지게 되면 중성지방 합성률이 그만큼 크게 증가하게 된다. 중성지방은 손으로 움켜잡았을 때 잡히는 살덩어리, 즉 피하지방이 아니고 혈액 속을 떠돌아다니다가 장기에 달라붙어 축적되는 내장지방 덩어리라고 생각하면 된다.

대부분이 혈관 속을 떠돌아다니는 콜레스테롤과는 달리 중성지방은 혈관 속을 떠돌아다니다가 내장에 달라붙고 내장과 내장 사이에 끼어 빼내기가 쉽지 않기 때문에 어찌 보면 콜레스테롤보다 더 골치 아픈 존재라고 할 수 있다. 또 하나 나쁜 콜레스테롤(LDL)은 착한 콜레스테롤(HDL)에 의해 몸 밖으로 배출이라도 되지만 중성지방은 그렇지 않다. 심지어 착한 콜레스테롤을 분해시켜 제 기능을 하지 못하게 하는 아주 나쁜 존재이다. 그러니 뱃살은 물론이고 혈관 건강을 위해서라도 중성지방은 반드시 예방하고 철저하게 관리해야 하는 것임을 절대 잊지 말아야 하겠다.

하지만 나쁜 기름덩어리인 중성지방도 다행히 음식조절과 운동을 통해 그 수치를 줄여갈 수 있다. 지금부터 운동을 통해 혈액 속의 중성지방을 깔끔하고 건강하게 빼내는 혈액 다이어트를 해보자. 자신의 몸속 혈관이 아주 건강하고 깨끗해질 것이다.

*내장지방 운동: 페트병 흔들기

(1) 다리를 어깨너비로 벌리고 양손으로 페트병의 양쪽 끝을 잡은 다음 정면을 보고 선다. 가슴은 펴고 무릎은 구부리며 엉덩이는 살짝 뒤로 빼서 허리는 신전 자세를 만들어준다.

(2) 그 자세에서 복부의 긴장감을 유지하면서 페트병을 좌우로 세게 흔들어준다. 이때 몸통이 돌아가거나 팔이 구부러지지 않도록 주의한다.

(3) 한 번에 30초씩 5세트 반복한다.

*내장지방 운동: 페트병 스윙

(1) 다리를 어깨너비보다 조금 넓게 벌리고 양손으로 페트병의 가운데를 세워
    서 잡은 다음 정면을 보고 선다.

(2) 엉덩이를 뒤로 **빼면서** 중심을 낮추고 페트병을 다리 사이로 내려준다.

(3) 복부와 허리에 힘을 주어 허리를 펴면서 다시 다리 사이의 페트병을 머리
    위까지 들어 올린다. 이때 시선은 정면을 바라보도록 한다.

(4) 한 번에 20회씩 3세트 반복한다.

*내방지방 운동: 페트병 차기

(1) 다리를 어깨너비로 벌리고 양손으로 페트병의 양쪽 끝을 잡은 다음 정면을
    보고 선다. 페트병을 배꼽 높이보다 조금 높게 앞으로 들어 올린다.

(2) 한쪽 발을 한 걸음 뒤로 **뺐다가** 무릎을 접어 들어 올리면서 페트병을 힘차
    게 차준다. 이때 허리와 가슴은 반듯하게 펴고 시선은 페트병을 바라보도록
    한다.

(3) 한 번에 20회씩 양쪽 모두 3세트 반복한다.

어깨 통증, 팔 저림을 없애는 목 디스크 운동

어깨 문제를 호소하는 사람들 중에는 목 디스크 때문에 발생하는
어깨 통증이나 저림 현상을 단순하게 어깨만의 문제로 오인하는 경우가

의외로 많다. 그럴 수밖에 없는 것이, 어깨 문제로 생긴 어깨 통증과 목 때문에 생긴 어깨 통증의 느낌이 거의 비슷하기 때문이다.

목 디스크가 있는데 왜 어깨가 아플까? 우리 몸, 척추에는 목부터 손끝까지 신경다발이 연결되어 있다. 연결된 신경다발이 디스크로 인해 눌리거나 차단되면 목과 연결된 어깨의 신경까지 영향을 받게 되어 어깨 저림이나 어깨 통증이 나타날 수 있기 때문이다.

이 책을 읽고 있는 독자 중에서도 어깨가 아프기는 한데 내 어깨의 통증이 목 디스크 때문에 생긴 것인지 아니면 정말 어깨의 문제 때문인지 궁금한 분이 많을 것이다. 그 통증의 원인을 구분하는 확실한 방법을 알려 드리면 정말로 어깨가 문제인 경우에는 팔을 어깨 위로 올리면 올릴수록 통증이 점점 심해진다. 만약 팔의 움직임과 상관이 없이 어깨의 통증이 지속된다면 이는 어깨 관절이 아닌 목의 문제일 가능성이 크다. 그렇다면 누워 있을 때는 어떨까? 누웠을 때 어깨에 통증이 심해진다면 그건 어깨 관절의 문제일 가능성이 더 크고 누운 상태에서 통증이 덜해진다면 목의 문제일 확률이 더 크다고 할 수 있는 것이다. 누운 상태에서는 어깨 관절의 간격이 좁아져 어깨의 신경을 압박하므로 어깨 환자는 통증이 더 심해지는 것이고 통증의 원인이 목(경추)인 환자는 누운 상태에서는 경추의 간격이 넓어지면서 눌린 신경이 펴지므로 통증이 어느 정도 줄어들기 때문이다.

그러면 우리 목의 구조를 한번 알아보자. 우리 목에는 목뼈를 지탱해주는 중요한 근육들이 있는데, 우리가 목을 건강하게 지키기 위해 꼭 기억해야 하는 중요한 근육이 있다. 그게 바로 우리 목의 핵심 근육인

경장근이다. 경장근은 목뼈인 경추 앞쪽 기도와 식도 안쪽에 있는 근육으로, 경추를 따라 길게 뻗어 있어 목의 위치를 잡아주는 기둥 역할을 하는 근육이다. 이 기둥 근육이 약해지면 어떻게 될까? 당연히 목이 제대로 힘을 받지 못하고 앞뒤로 휘어져 디스크에 노출될 확률이 높아질 것이다. 근육은 뼈에 붙어서 뼈가 제 위치를 잘 유지할 수 있도록 잡아주고 당겨주는 중요한 역할을 한다. 그런데 그런 근육이 약해지거나 긴장해서 뭉치게 되면 뼈를 잘 잡아주지 못하고 뼈가 제 위치를 이탈해 비뚤어지면 이탈된 뼈로 인해 신경 전달을 방해하여 저림 현상이나 통증을 가져올 수 있다. 즉, 목 디스크와 그로 인한 통증들의 원인은 목을 지탱하고 있는 근육과 밀접한 관계가 있다는 사실을 꼭 기억하길 바란다.

*목 디스크 운동: 침대 헤드 업

(1) 침대 밖으로 머리가 살짝 나오게 한 상태로 반듯하게 누워준다.

(2) 숨을 내쉼과 동시에 턱을 목 쪽으로 당기는 느낌으로 고개를 살짝 들어준다. 5초간 버틴다.

(3) 다시 처음의 자세로 돌아간다. 한 번에 12~15회씩 3세트를 반복한다.

*목 디스크 운동: 엎드려 턱 당기고 상체 올리기

(1) 양손에 덤벨을 잡고 양발은 가지런히 모은 후 바닥에 턱을 대로 엎드린다.

(2) 숨을 내쉼과 동시에 가슴을 내밀며 상체를 최대한 높이 들어 올린다. 이때 양손의 덤벨을 엉덩이 높이보다 높게 들어 올리고 시선은 멀리 앞쪽을 바라보되 턱은 목 쪽으로 끌어당겨 준다. 턱을 들지 말아야 한다. 3초간 버틴다.

(3) 다시 처음의 자세로 돌아간다. 한 번에 15회씩 3세트를 반복한다.

*목 디스크 운동: 이마 밀기

(1) 바닥에 이마를 대고 양팔을 머리 위로 올려 귀 옆에 가까이 붙인 채 엎드린다. 턱이 아니라 이마를 대야 한다.
(2) 숨을 내쉼과 동시에 손을 최대한 높이 들어 올려준다. 이때 손바닥이 바닥을 향하도록 하고 팔꿈치는 구부리지 않는다. 7초간 버텨준다.
(3) 다시 처음의 자세로 돌아간다. 한 번에 12회씩 3세트를 반복한다.

디스크 예방과 통증에 효과적인 허리 운동

사람들의 자세를 유심히 살펴보면, 대부분 허리의 C커브가 깨져 있다. 허리의 C커브란 우리 몸의 중심을 만들어내고 두 발로 설 수 있는 힘을 만들어주는 척추의 중요한 커브이다.

몸의 기둥이 되는 뼈는 바로 척추이다. 척추 중에서도 특히 허리 부분을 구성하고 있는 요추는 살짝 휘어진 모양이 C자 같다 하여 C커브라고 불리게 되었다. 척추 뼈 중에서도 요추는 5개의 조각으로 이루어져 있고 걸을 때마다 지면으로부터 올라오는 충격을 원만히 흡수해주면서 그때그때 앞뒤로 휘어지며 몸이 제 힘을 쓸 수 있게 해주는 아주 중요한 존재다.

이런 요추의 C커브가 일자가 되거나 역으로 C자가 되면 어떤 현상이 생길까? 뼈와 뼈 사이에 충격을 흡수하기 위해 들어 있는 추간판(디스크 젤리)이 뒤로 밀려나면서 신경을 건드리게 되고 그로 인해 엄청난 통증을 느끼게 될 것이다. 그런 현상이 계속 반복되며 신경이 지속적으로 자극을 받게 되면 인류 최악의 고질병으로 일컬어지는 허리디스크가 탄생되는 것이다.

우리 몸의 기둥인 허리를 안전하게 지키려면 바로 이 C커브를 잘 유지해 주어야 하는데, 결코 쉬운 일이 아니다. 그 이유는 바로 허리에 복대가 없기 때문이다. 우리 몸의 중심이 되는 허리를 보호하기 위해서는 반드시 복대를 차야하는데 인공적으로 만들어진 복대가 아닌 '허리 근육'이라는 천연 복대를 만들어 내 몸에 착용하는 것이 건강한 허리를 유지하는 데 가장 중요하다.

우리 몸에 그 중요한 천연 복대가 없기 때문에 허리의 C커브를 유지하지 못하고 소중한 허리를 혹사시키고 있는 것이다. 오늘도 수많은 디스크 환자들이 나이와 성별을 불문하고 병원 신규 환자 명부에 이름을 올려가며 고통스러운 나날을 보내고 있다.

허리디스크에 근육이 왜 중요한지는 아무리 강조해도 지나침이 없다. 하지만 세월이 지나며 약 40세 전후부터는 근육량이 매년 1퍼센트씩 줄어들게 된다는 것이다. 척추를 탄력 있게 잡아주던 근육들이 점점 줄어들게 되니 인대도 자연스레 힘을 잃게 되고, 그렇게 되면 불쌍한 우리의 척추는 점점 약해질 수밖에 없다. 그렇다고 가만히 앉아서 서러워만 하지 말고 더욱 더 열심히 '천연 허리 복대'를 만들어야 한다.

*허리 운동: 버드독

(1) 바닥에 무릎을 대고 한 손에는 덤벨을 잡고 엎드린다. 엎드린 상태에서 등
   과 허리가 굽어지지 않도록 주의하고 시선은 정면을 바라본다.

(2) 숨을 내쉼과 동시에 덤벨을 잡은 손과 반대쪽 다리를 곧게 편 채로 동시에
   들어 올린다. 2초 정도 버텨준다.

(3) 다시 처음의 자세로 돌아온다. 양쪽 모두 15회씩 3세트 반복한다.

*허리 운동: 루프밴드 백 레그레이즈

(1) 무릎에 밴드를 끼우고 바닥에 턱을 대로 엎드린다.

(2) 두 다리를 곧게 편 상태로 숨을 내쉬면서 최대한 높이 들어 올린 뒤 3초를
   버텨준다.

(3) 그 상태에서 다시 다리를 좌우로 어깨너비보다 넓게 벌려준다. 밴드 저항
   을 견디면서 3초간 더 버텨준다.

(4) 다시 처음의 자세로 돌아온다. 한 번에 15회씩 3세트 반복한다.

*허리 운동: 플랭크 힙업

(1) 바닥에 팔꿈치를 대고 플랭크 자세로 엎드린다.

(2) 시선은 전방을 응시하고 숨을 내쉼과 동시에 가슴을 내밀면서 엉덩이를 위
   로 밀어 올려준다.

(3) 다시 처음의 자세로 돌아온다. 한 번에 15회씩 3세트 반복한다.

면역력을 올려주는 장운동

늘 감기를 달고 살고, 비염·후두염·기관지염 등 각종 염증으로 인해 몸은 항상 기운이 없고, 약을 먹어도 효과가 없다. 앉으나 서나 누우나 어디 한군데 안 아픈 곳이 없다. 정말 죽고 싶은 심정일 것이다. 가벼운 감기에 걸려도 보통 한 달 이상 가는 게 요즘 병치레의 유행 아닌 유행이 되었다. 사람의 몸은 생각보다 튼튼한데, 왜 자꾸 틈만 나면 아플까?

건강한 신체를 가진 사람의 면역 시스템을 한번 살펴보자. 먼저 나쁜 바이러스가 우리 몸 안에 침입하면 면역세포들이 틈을 주지 않고 그놈들에게 달라붙어 큰 싸움을 벌여 나쁜 바이러스들을 모두 박멸하고 우리 몸을 안전하게 지켜낸다. 또한 우리 몸은 세포들의 각종 대사작용으로 발생하는 노폐물로 인해 독소가 발생한다 싶으면 그것들을 재빨리 몸 밖으로 퇴출시켜 항상 깨끗하고 건강한 상태를 유지할 수 있다. 이렇게 스스로를 지켜내고 정화하는 힘! 바로 면역력(免疫力)이다.

그렇다면 우리의 몸을 나쁜 바이러스들로부터 안전하게 지킬 수 있는 힘을 가진 면역세포들은 어떻게 강하게 만들 수 있을까? 먼저 면역세포들이 집단으로 모여 살고 있는 장소, 바로 장에 주목해야 한다.

노폐물을 처리하고 배설하는 역할을 하는 장은 매일매일 나쁜 바이러스와의 전쟁터가 된다. 내 몸속 아군 면역세포와 적군 바이러스가 매일매일 전쟁을 벌이는 그곳! 바로 장이다. 면역세포의 70퍼센트가 장에서 살고 있는 그야말로 아군 면역세포의 집결지라고 할 수 있는 것이다. 그러므로 장을 건강하게 관리하고 잘 지켜주어야 면역세포들이 좋은 환경에서 잘 먹고 잘 쉬어 나쁜 바이러스가 침입했을 때 열심히 싸워 우리 몸을 질병으로부터 안전하게 지켜낼 수 있는 것이다. 다시 말해 장을 건강하게 하는 것이 면역력을 올려주는 지름길이라는 것이다. 그렇다면 장을 어떻게 하면 건강하게 지킬 수 있을까?

질 좋은 유산균 복용과 규칙적인 식습관, 스트레스를 받지 않도록 노력하는 것도 중요하지만 가장 중요한 것은 장에 혈액과 산소를 잘 공급하며 움직임을 만들어주는 운동이다. 장은 활발히 움직임으로써 그 생명을 유지한다. 만약 움직임이 줄어들고, 그곳으로 유입되는 혈액과 산소의 공급량이 줄어들게 되면 면역세포들은 힘을 잃고 제 기능을 잘 할 수 없게 된다. 앉아서 하는 일이 많아진 현대사회는 많은 사람들이 운동량 부족과 과다한 업무로 인한 스트레스에 시달리며 변비나 대장 증후군 등의 장 문제로 고생을 하고 있다. 이런 것들이 면역력을 저하시키는 큰 원인 중 하나이다. 하루 이틀도 아니고 이렇게 계속 아프기만 하면서 기운 없이 살 수는 없다! 나쁜 바이러스에게 두드려 맞고 감기와 염증을 달고 살면서 매일 비실비실하며 사느니 조금 힘들더라도 열심히 운동해서 활기차고 건강하게 살 수 있도록 노력해 보자!

*면역력 운동: 장지압 운동

(1) 바닥에 폼롤러를 놓고 배꼽 위 1cm 지점에 대고 엎드린다. 양손은 머리 위

로 올려 만세 자세를 하고 다리는 가지런히 모아준다.

(2) 온몸의 힘을 다 뺀 상태에서 숨을 편안하게 들이마시고 내쉬기를 반복한다.

(3) 한 번에 5분 정도씩 자주 반복한다.

*면역력 운동: 누워서 짐볼 들어 올리기

(1) 양 발목 사이에 짐볼을 끼우고 다리를 곧게 편 상태로 천장을 보고 반듯하
게 눕는다. 양 손바닥은 차렷 자세로 골반 옆에 고정시키고, 턱은 목 쪽으로
가볍게 당겨준다.

(2) 숨을 내쉼과 동시에 발목 사이의 공을 조여주면서 배꼽 높이까지 들어 올
린다. 다리를 들어 올릴 때 허리가 바닥에서 뜨지 않도록 주의한다.

(3) 다시 천천히 내려준다. 한 번에 15회씩 3세트 반복한다.

노폐물과 독소를 없애는 림프 순환 운동

우리 몸속에는 수많은 세포가 있다. 이 수많은 세포들은 매일 영양
분을 섭취하고 난 후 엄청난 양의 노폐물을 만들어 내게 되는데 우리 몸
은 그 노폐물을 소변이나 땀 등을 통해 몸 밖으로 배출하게 된다. 이때
노폐물이 제대로 배출되지 못하고 몸속에 쌓이게 되면 독소가 되어 몸
을 공격하게 되는데 이것이 바로 만병의 근원이 되는, 몸속 쓰레기이다.

림프액은 혈액과 함께 혈액처럼 온몸에 흐르면서 몸속의 쓰레기를
치우고 나쁜 바이러스를 잡아먹는 역할을 하기 때문에 각종 염증을 예

방하고 더 나아가서는 다이어트와 피부 미용에도 도움을 준다.

이런 림프액이 몸 안에서 잘 흐르지 못해 제 기능을 상실하게 되면 몸속 곳곳에 쓰레기들이 쌓이게 되고, 그 쓰레기들이 뿜어내는 독소들로 인해 자주 붓고 염증이 생길 뿐 아니라 살도 찌고 갑자기 피로감이 몰려오는 등 우리 몸은 병들고 오염되어 갈 것이다. 심지어 정신건강에도 악영향을 줄 수 있다. 그렇다면 이렇게 중요한 역할을 하는 우리 몸속 청소부인 림프액을 잘 순환시키려면 과연 어떻게 해야 할까?

우리 몸속에는 이 림프액들을 집중적으로 걸러주는 정수기 역할을 하는 림프절 이라는 것이 있는데 림프액이 흐르는 림프관이 혈관을 따라 몸 전체에 그물처럼 퍼져 있다. 특히 귀밑, 목, 겨드랑이, 복부, 사타구니, 무릎 뒤에 많이 모여 있다. 림프절은 림프액을 걸러주는 역할을 담당한다. 우리가 감기나 편도선염 등에 걸렸을 때 목 부위가 부어오르는 것은 림프액과 바이러스가 림프절에서 싸우느라 림프절이 커지기 때문이라고 생각하면 될 것이다.

평소 몸이 일시적으로 붓는 부종 같은 경우에는 배출이 되지만, 림프 순환장애로 인해 지속되는 부종은 노폐물 배출이 어려워지며 쌓인 노폐물과 수분, 지방이 뭉쳐 결국에는 귤껍질처럼 울퉁불퉁한 모양의 피하지방 덩어리인 셀룰라이트가 형성될 수도 있다.

셀룰라이트는 팔뚝이나 허벅지, 복부 등에 생기기 쉽고, 살을 비틀어보면 쉽게 확인할 수 있는 나쁜 지방덩어리라고 생각하면 된다. 림프 순환장애로 몸속에 각종 쓰레기와 지방덩어리가 과도하게 쌓이면 세균의 번식 및 암세포의 증식을 촉진시켜 만성질환이나 각종 염증 그리고 전혀 상관없을 것 같이 생각되는 치매에 걸릴 위험이 높아질 수 있다는 연구 결과도 최근 심심치 않게 발표되고 있다.

그렇다면 이렇게 중요한 림프 순환! 우리 몸속 각종 노폐물을 걸러 내는 정수기 역할을 훌륭하게 해내고 있는 림프절을 어떻게 자극시켜 주어야 림프 순환이 원활해져 몸속 쓰레기를 잘 처리할 수 있을까? 해답은 바로 림프 순환운동이다. 림프 순환운동을 통해 림프 순환을 원활하게 하고, 우리 몸속의 쓰레기도 깨끗하게 처리할 수 있다.

림프를 건강하게 해주는 운동 시 근육이 수축되어 있는 상태에서는 림프관이 압박을 받아 흐름에 방해를 받을 수 있기 때문에 강하게 수축시키는 것 보다 지긋이 자극하고 부드럽게 이완시켜 주는 것이 좋다. 혈액의 순환 속도는 1분에 온몸을 다 돌 수 있을 정도로 빠르지만 림프액은 1초에 겨우 1cm를 이동할 정도로 느리기 때문이다.

*림프 운동: 겨드랑이 볼 운동

(1) 의자에 허리를 반듯이 펴고 앉은 상태에서 양쪽 겨드랑이에 마사지볼을 끼워 준다. 양팔을 쭉 편 상태로 차렷 자세를 하고 마사지볼을 겨드랑이에 힘주어 고정시킨다.

(2) 숨을 내쉬면서 한쪽 팔을 가슴 쪽으로 접었다가 펴준다. 이어서 반대쪽 팔도 교대로 접었다가 펴준다. 이때 가슴은 펴고 겨드랑이에 고정시킨 볼이 떨어지지 않도록 주의한다.

(3) 한 번에 30회씩 3세트 반복한다.

*림프 운동: 사타구니 볼 운동

(1) 마사지볼 2개를 양쪽 사타구니에 대고 바닥에 엎드린다. 다리는 어깨너비
로 유지하고 양팔은 머리 위로 올려 만세 자세를 한다.
(2) 숨을 내쉬면서 양팔과 상체를 천장을 향해 들어 올린다. 5초간 버틴다.
(3) 다시 처음의 자세로 돌아온다. 한 번에 15회씩 3세트 반복한다.

*림프 운동: 오금 볼 운동

(1) 바닥에 엉덩이를 대고 앉은 다음 양 무릎을 세워 가슴 쪽으로 당겨준다. 무
릎 사이에 마사지볼을 하나씩 끼운 후 양손을 엉덩이 뒤에 짚고 허리와 가
슴을 꼿꼿하게 펴준다.
(2) 시선은 정면을 향하게 하고 숨을 내쉬면서 양 무릎을 바깥쪽으로 벌렸다가
다시 모아준다.
(3) 한 번에 20회씩 3세트 반복한다.

손발을 따뜻하게 데워주는 수족냉증 운동

유난히 손과 발이 차가운 사람들을 우리는 주변에서 심심치 않게
볼 수 있다. 사계절 내내 얼음장 같이 차가운 손과 발! 이런 증상을 바
로 수족냉증이라고 하는데, 손과 발이 저리고 시려 일상생활에 큰 불편
함을 겪게 된다. 특히 겨울철에는 그 고충이 더 심해진다. 장갑과 털 부
츠는 기본이고 뜨끈뜨끈한 핫팩(hot pack) 까지 온갖 보온용품들에 돈을

아낌없이 투자해 보지만 별 다른 효과는 없다. 이런 사람들은 평생을 그저 덜덜 떨며 살아가야만 하는 것일까?

　먼저 체온이 낮아지는 이유와 체온이 낮아지면 생길 수 있는 안 좋은 증상들에는 어떤 것들이 있는지 한번 알아보자. 체온이 낮으면 혈액순환 자체가 잘 안 되기 때문에 손과 발 등 신체 말단 부위에 혈액이 잘 공급되지 않고 이로 인해 말초혈관 질환이 발생할 수 있다. 말초혈관 질환은 손과 발이 얼어붙듯이 차가워지는 수족냉증과 코끝이 유난히 차갑고 시리거나 두피가 저리는 듯한 느낌의 증상이 대표적이다.

　이런 증상들은 특히 심혈관 질환으로 말초 혈관이 건강하지 못하거나 주로 앉아서 생활하며 스트레스에 많이 시달리는 사람들에게 자주 나타나고 지나치게 말라 근육량이 적고 활동량에 비해 영양 공급이 잘 이루어지지 않는 사람들도 이런 증상을 흔하게 갖고 있다.

　체온이 낮고 혈액순환이 잘 안 되는 냉증이 지속되다 보면 몸속에 암세포가 좋아하는 환경이 조성되어 암에 걸릴 확률이 높고 염증이 생기기 쉬워진다.

　이렇듯 체온이 건강과 직접적인 연관이 있는 중요한 이유는 무엇일까? 체온은 단 1도만 낮아져도 그 작은 온도 차이로 우리 몸을 지켜주는 면역세포들이 힘을 잃게 되어 각종 바이러스와 암세포가 증식하기 쉬운 환경이 만들어진다. 또한 체온이 낮아지게 되면 기초대사 기능이 떨어지고 교감 신경계가 지나치게 활성화 되어 과민 증상이 나타나기도 한다.

　그 뿐만 아니라 몸이 차가우면 스트레스 호르몬인 코티졸 분비량의 증가로 몸은 항상 긴장 상태를 유지하게 되고, 그로 인해 백혈구의 기능이 떨어지며 면역력이 크게 저하된다. 그리고 혈액순환과 대사기능의 저하로 소화력과 기억력 심지어 반사감각까지 떨어지게 된다.

체온이 상대적으로 낮은 사람들의 신체 특징은 무엇일까? 체온이 낮은 사람들은 대개 비장이 약해 내장의 온도가 낮아 장 속에 중요한 효소들이 잘 활동하지 못하기 때문에 건강을 쉽게 잃을 수 있다.

내장의 온도가 낮으면 우리 몸은 내장의 온도를 올리기 위해 심장으로부터 가장 먼 손과 발의 혈류량을 먼저 줄이고 따듯한 혈액을 내장에 집중적으로 보내주게 되는데 복부가 차가우면 수족냉증이 더 쉽게 올 수 있는 이유가 바로 여기에 있다.

그렇다면 체온을 올리고 잘 유지하려면 어떻게 해야 할까? 복부를 항상 따듯하게 하고 복부의 순환기능을 돕는 운동을 자주 해야 한다. 그리고 체온 조절에 중요한 역할을 하는 근육량을 절대적으로 늘려주는 것이 좋다. 근육은 스스로 열을 내고 기초대사량을 증가시키는 데 큰 역할을 하기 때문에 천연 핫팩이라 불리기도 한다.

*수족냉증 운동: 발끝치기

(1) 의자에 앉아 허리와 가슴을 곧게 펴고 시선은 정면을 바라본다.

(2) 무릎을 직각으로 구부린 다음 살짝 들어 올려 발바닥이 땅에 닿지 않도록 한 상태에서 발끝을 몸통 쪽으로 당겨준다. 양 무릎은 벌어지지 않도록 붙이고 양발만 좌우로 벌렸다가 모으면서 서로 부딪혀 준다.

(3) 한 번에 30회씩 자주 반복한다.

*수족냉증 운동: 만세 복근 운동

(1) 천장을 보고 바닥에 누운 다음 양손은 만세 자세를 하고 다리를 어깨너비
정도로 벌려 준다.

(2) 숨을 내쉬면서 무릎을 가슴 쪽으로 끌어당겨 양손으로 가볍게 잡아준다.

(3) 다시 처음의 자세로 돌아온다. 한 번에 20회씩 3세트 반복한다.

*수족냉증 운동: 엎드려 쿠션 차기

(1) 바닥에 배를 대고 정강이 밑에 쿠션을 깔고 엎드린 후 팔꿈치를 세워 상체
를 일으켜 준다.

(2) 시선은 정면을 향하게 하고 턱은 가볍게 끌어당긴다. 가슴과 배를 내미는
느낌을 유지하면서 양다리를 접었다 펴면서 쿠션을 힘차게 차준다.

(3) 한 번에 30회씩 자주 반복한다.

저혈당 쇼크 당 수치 잡아주는 포도당 운동

당이 기준치 이하로 떨어지면 우리 몸은 뇌의 전원을 스스로 꺼 의
식을 잃고 쇼크 상태에 빠지게 된다. 보통 5분 내지 10분 정도 안정을 취
하면 환자 스스로 의식을 찾게 되지만 최악의 경우 의식을 찾지 못하게
되는 경우도 있다. 또 저혈당 쇼크는 의식을 잃으면서 혀를 깨물거나 바
닥에 넘어지며 뇌진탕이나 타박상, 골절 등과 같은 2차 부상으로 이어질
수 있어 더욱 위험하다. 그렇기 때문에 평소 당 수치의 조절이 굉장히 중

요하다고 할 수 있다. 특히 대사증후군 중 우리 몸속에서 폭력배 두목 같은 역할을 하는 당뇨는 저혈당 쇼크를 동반할 뿐만 아니라 동시에 다른 여러 가지 합병증을 불러오기 때문에 매우 위험하다고 할 수 있다.

그렇다면 이 골칫덩어리 당뇨를 어떻게 하면 확실히 잡을 수 있을까? 바로 근육의 역할에 주목해야 한다. 우리가 밥을 먹어야 생명을 유지하고 일을 하며 살아갈 수 있듯이 근육도 밥을 먹어야 생명을 유지하고 일을 할 수 있다.

근육이 먹는 밥이라 함은 바로 포도당이다. 근육은 자신의 생명을 유지하기 위해 쉬는 동안에도 포도당을 에너지원으로 사용하여 계속 칼로리를 소비한다. 그러므로 근육이 많은 사람은 근육이 몸속에서 일을 하며 지속적으로 당을 소비해 당 수치가 쉽게 올라가지 않고 건강한 당 수치를 유지할 수 있다. 쉽게 말해 우리 몸속에 든든하고 커다란 근육을 넣어두면 이 근육이 당을 잡아먹기 때문에 당 수치 걱정할 일이 줄어들게 된다는 이야기이다.

근육질의 남성이 당뇨로 고생하는 걸 본 적이 있는가? 몸에 근육이라고는 찾아볼 수가 없고 체지방과 내장지방이 많은 사람! 바로 당뇨 환자의 전형적인 모습이다. 근육이 없는 비만인들이 왜 당뇨가 많은지 이제 이해가 될 것이다.

지금 이 글을 읽고 있는 독자 중에서도 당 수치가 경계선에 걸쳐 있거나 이미 당뇨 위험군에 속해 있는 사람들이 있을 것이다. 그렇다면 생각보다 먹성이 좋아 당을 마구 잡아먹는 근육을 하나 키워 보는 건 어떨까?

*당 잡아먹는 근육 키우는 운동: 공중 달리기

(1) 허리와 가슴을 펴고 반듯한 자세로 의자에 앉는다.

(2) 양발이 바닥에 닿지 않도록 복부의 힘으로 무릎을 구부려 다리를 동시에 들어 올려준다. 팔을 힘차게 앞뒤로 흔들면서 동시에 달리기를 하듯이 다리를 앞뒤로 들었다 놓았다 해준다. 호흡은 편안하게 하고, 팔과 다리를 움직이는 동안 허리는 곧게 편 자세를 유지하고 있도록 주의한다. 한 번에 2분~5분씩 자주 반복한다.

*당 잡아먹는 근육 키우는 운동: 엉덩이 그네

(1) 무릎을 구부려 의자 위에 올리고 양손은 차렷 자세를 한 뒤 천장을 보고 눕는다.

(2) 발끝을 몸통 쪽으로 당겨준 뒤 엉덩이를 바닥으로부터 충분히 들어 올려준다. 손바닥으로 바닥을 누르면서 상체를 고정하고 엉덩이를 좌우로 흔들어준다. 숨은 편안하게 들이마시고 내쉬면서 시선은 누운 상태에서 정면을 바라본다.

(3) 한 번에 30회씩 3세트 반복한다.

*당 잡아먹는 근육 키우는 운동: 앉아서 공 조이며 들어 올리기

(1) 의자에 허리를 똑바로 펴고 앉은 다음 무릎 사이에 공을 끼워준다. 시선은 정면을 바라보고 양손은 의자의 양옆을 잡아준다.

(2) 숨을 내쉼과 동시에 무릎 사이의 공을 들어 올린 뒤 공을 세게 조이며 3초

간 버텨준다.

(3) 다시 처음의 자세로 돌아온다. 한 번에 15회씩 3세트 반복한다.

기립성 저혈압으로 생기는 어지럼증 잡는 운동

어지럼증에는 다양한 원인이 있지만 그중 하나가 노화로 인한 어지럼증을 발생시키는 기립성 저혈압이다. 기립성 저혈압은 앉거나 누웠다 일어날 때 뇌로 공급되는 혈액의 양이 갑자기 감소하면서 어지럼증을 느끼게 되는데 젊은 사람들에게도 드물게 발생하지만 혈관의 탄성이 떨어지고 혈액순환이 잘 안 되는 노인들에게 많이 발생한다. 이런 이유로 노인성 어지러움이라고 불리기도 한다.

최근 발표된 연구 결과에 따르면 기립성 저혈압이 있는 사람들은 약 20년 후에 치매에 걸릴 확률이 15퍼센트나 증가하는 것으로 나타났다. 또한 어지럼증으로 쓰러지게 되면 이차적으로 발생하게 되는 타박상이나 골절, 뇌진탕 같은 위험한 부상이 뒤따르기 때문에 특히 나이가 많은 어르신들의 경우 이 어지럼증을 대수롭지 않게 여겨 방치 했다가는 큰 낭패를 볼 수도 있다.

어지럼증을 유발하는 원인들은 기립성 저혈압 외에도 몇 가지가 더 있는데, 그중 하나는 이석증이다. 이석증은 귀의 가장 안쪽 내이에 있는 칼슘 덩어리인 이석 중 약해진 것들이 떨어져 나와 귓속에서 돌아다니다가 세반고리관으로 잘못 들어가 발생하는 질환이다. 머리를 움직일 때마다 빙빙 돌며 어지럽고 식은땀과 함께 구토나 두통 등이 반복 된다면 먼저 이석증을 의심해 볼 필요가 있다.

이석의 성분이 뼈와 비슷해 뼈가 약한 사람들과 폐경 이후 골밀도가 급격히 떨어진 여성, 선천적 요인으로 골밀도가 낮아 골다공증 위험이 있는 사람들은 특히 이석증에 더 잘 걸릴 수 있으니 특별히 주의해야겠다.

하나 더 원인을 들자면 전정신경염이다. 전정신경염은 귀에서 균형을 잡는 역할을 하는 전정기관에 질환이 생기면서 발생한다. 전정기관은 청각을 담당하는 달팽이관 바로 옆에 붙어 있고, 신경이나 혈액의 분포가 같이 되는 부분이 많기 때문에 전정기관의 문제로 어지럼증이 생기면 심할 경우에는 청각에까지도 장애가 생길 수 있는 아주 위험한 질환이다. 머리를 움직이면 빙빙 도는 증상과 함께 눈 떨림이 발생하고 구토 증세가 자주 생긴다면 전정신경염을 의심해 볼 필요가 있다.

어지럽다고 무조건 누워만 있으면 우리 몸은 누워 있는 것에만 익숙해져 지속적으로 발생하는 어지럼증을 절대로 고칠 수가 없다. 우리 몸은 생각보다 강해 운동을 통해 어지럼증에 대응하는 방법을 반복해서 연습하다 보면 몸의 전정 기능이 강화되고 시각 기능도 안정화돼 결국은 다스릴 수 있게 된다.

*어지럼증 운동: 고개 흔들며 걷기

(1) 바닥에 양쪽으로 스티커나 공 등으로 포인트를 정해 놓고 가운데에 똑바로 선다.

(2) 시선을 양쪽의 포인트로 번갈아 이동해 주면서 고개를 흔들며 제자리걸음을 걸어 준다. 이때 가슴은 펴고 턱은 당겨 주되 호흡은 편안하게 한다.

(3) 한 번에 2분~5분씩 자주 반복한다.

*어지럼증 운동: 시선 고정 스쿼트

(1) 다리를 어깨너비로 벌리고 가슴을 똑바로 펴고 벽을 보고 선다. 자신의 눈 높이에 맞추어 벽에 스티커를 붙여 준다.

(2) 시선을 벽의 스티커에 고정하고 양팔과 엉덩이를 동시에 뒤로 빼며 무릎이 직각이 되도록 재빨리 앉아 준다. 시선이 흔들리지 않고 스티커에 고정되어 있도록 주의하고 숨을 내쉬면서 천천히 다시 일어난다.

(3) 한 번에 15회씩 3세트 반복한다.

부신의 기능을 높여 피로감을 줄여주는 운동

흔히 피로는 간 때문이라고 생각하는 사람들이 많지만, 피로의 원인에는 여러 가지가 있다. 그중 대표적인 것이 수면 부족 그리고 비타민 B와 D의 결핍이다. 그중 수용성 비타민인 비타민 B군은 혈액을 깨끗하게 하고 정신건강에 도움을 준다. 많은 양을 필요로 하지는 않지만 비타민은 우리 몸속에서 각종 효소나 호르몬 작용에 꼭 필요한 물질이다. 이렇게 적은 양으로도 큰 역할을 해주는 이 고마운 비타민들도 부족해지면 스트레스를 받거나 혈액의 양이 부족해 걸쭉해지는 등의 현상이 생길 수 있고, 이로 인해 우리 몸은 피로도가 더욱 증가하게 된다. 비타민 D 는 뼈의 건강에만 영향을 준다고 생각하는 사람들이 많지만 더불어 우리 몸에 에너지를 공급해 주고 혈압을 조절하는 데에도 도움을 주는 영양소이다. 따라서 비타민 D가 부족하게 되면 기운이 없고 피곤함을 느끼게 되는 것은 당연한 일이다. 비타민 D군은 주로 실내에서 일하는 직업을 가진 요즘 사람들에게 부족하기 쉽다. 특별한 이유 없이 지나치게 피곤하다면 비타민 D 결핍이 아닌지 반드시 체크해 볼 필요가 있다.

두 번째 피로 원인은 부신 호르몬 이상이다. 갑상선 호르몬은 많이 들어봐서 친숙하겠지만 부신 호르몬은 왠지 낯설 것이다. 그러나 부신 호르몬도 스트레스, 피로와 아주 밀접한 관계가 있어 신체가 위기 상황을 맞았을 때 그 기능을 정상으로 돌려놓을 수 있도록 하는 중요한 역할을 하고 있다.

부신은 양쪽 콩팥 위에 갓처럼 올라가 있는 모양을 하고 있는데, 정확하게 배꼽을 관통한 몸통 뒤쪽 허리 부분의 양쪽에 위치한다. 이곳에서 분비되는 부신 호르몬은 기능이 저하되면 활발한 신체 활동을 위해 나와 주어야 하는 코티졸의 분비량이 감소하면서 축 처지고 심한 피로감을 느끼게 된다. 특히 아침에 푹 자고 일어났는데도 피로감이 지속되거나 몸이 무겁고 처진다면 이 부신 호르몬의 기능을 의심해 볼 필요가 있다.

만성 피로에서 벗어나 항상 활기찬 하루를 시작하고 싶다면 부신 기능을 강화하고 부신 호르몬 분비에 도움이 되는 부신 강화 운동을 시작해 보자.

*피로 운동: 엎드려 공 들어 올리기

(1) 바닥에 배를 대고 엎드린 후 다리를 어깨너비보다 조금 넓게 벌려 주고 양 손은 머리 위로 올려 메디신볼을 잡아 준다.

(2) 시선은 공을 향해 고정하고 숨을 내쉼과 동시에 상체를 올리며 공을 높이 들어 올린다. 이때 팔은 구부러지지 않도록 유지하고 다리는 바닥에 고정시 킨다. 5초간 버틴다.

(3) 다시 처음의 자세로 돌아온다. 한 번에 15회씩 3세트 반복한다.

*피로 운동: 하늘달리기

(1) 천장을 보고 바닥에 누운 상태에서 양손으로 허리를 받쳐 주면서 다리를 쭉 편 상태로 들어 올린다. 다리를 가슴 쪽으로 당겨 복부의 긴장감을 유 지한다.

(2) 그 상태에서 숨을 내쉬면서 한쪽 다리를 천장을 향해 수직으로 들어 올 린 뒤 3초간 정지한다. 이때 허리가 너무 안쪽으로 구부러지지 않도록 주 의한다.

(3) 다시 처음의 자세로 돌아온다. 한 번에 15회씩 양쪽 모두 3세트 반복한다.

*피로 운동: 물고기자세

(1) 천장을 보고 바닥에 누운 상태에서 다리를 가지런히 모아 준다. 양손을 엉 덩이 밑에 넣어 어깨와 팔을 고정시킨다.

(2) 숨을 내쉬면서 팔꿈치에 힘을 주어 바닥을 밀어내는 느낌으로 상체를 들어

준다. 이때 엉덩이와 다리는 바닥에서 떨어지지 않도록 고정하고 고개는 뒤

로 젖혀 정수리를 바닥에 직각으로 세워 준다. 1분간 버틴다. 10회 반복한다.

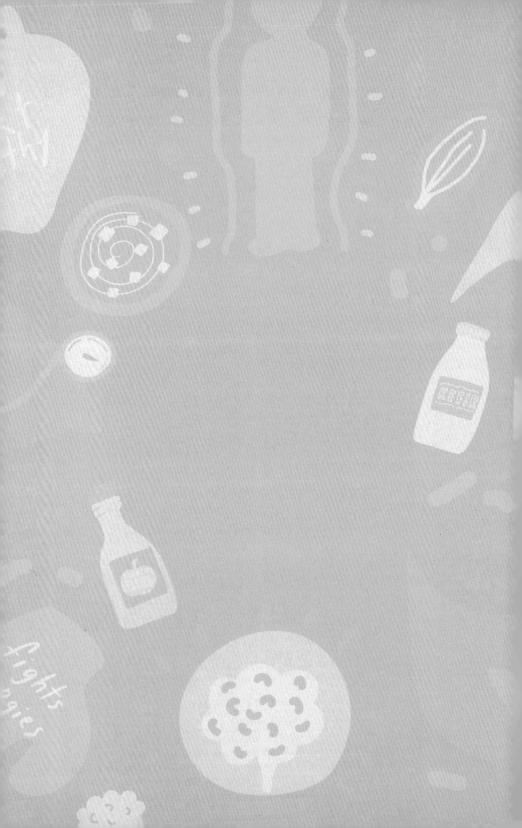

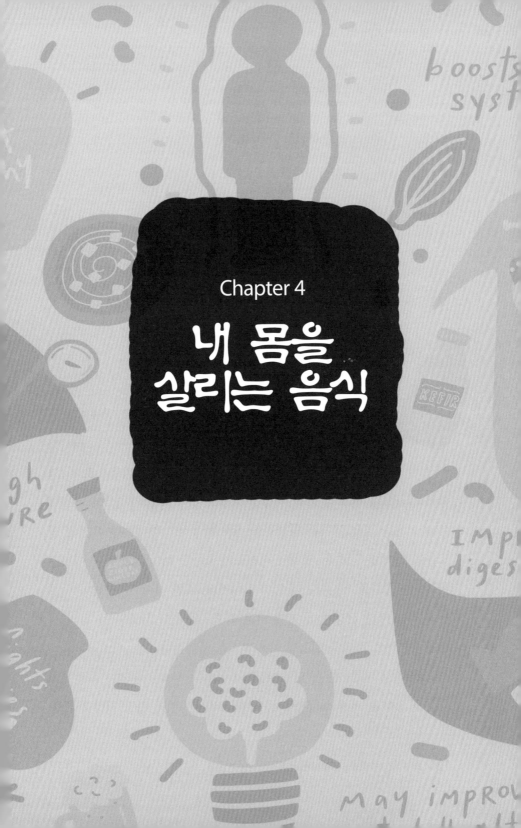

Chapter 4

내 몸을
살리는 음식

식치(食治), 음식으로 몸을 다스린다

우리가 흔히 '식이요법'이라고 표현하는 말은 음식으로 병을 다스린 다는 뜻으로 '식치(食治)' 또는 '식료(食療)'라고 한다. 이 식치 또는 식료를 가장 잘 다룬 고전은《동의보감》으로 몸에 대한 이해를 바탕으로 한 의 학적 접근으로 최고의 음식 처방을 내놓고 있다.《동의보감》의 탁월함 은 음식으로 병을 고치는 양생법을 실제 활용하고 대대손손 우리의 선 조들이 먹어 온 검증된 약재와 식재료의 효능을 바탕으로 몸에 이로운 새로운 치유법을 제시하는데 있다고 하겠다. 또한 식(食)이, 사람마다 다 른 체질에 따른 건강법, 궁합이 맞는 식재료의 결합과 효능 등 몸과 섭 생을 유기적으로 다루며 질병 치유 해법을 들려준다.

조선시대 세종, 문종, 단종, 세조의 어의를 지낸 전순의는 허준에게 학문적 영향을 끼친 의학자로 몸을 다스리는 방법과 건강 철학을 훌륭하게 이야기한 《식료찬요(食療纂要)》에도 식치를 언급하고 있다.

사람이 세상을 살아감에 있어 음식이 으뜸이고 약 먹는 것은 다음이
다. 계절에 맞추어 바람, 추위, 더위, 습기를 막아주며, 음식을 절제하
고, 남녀 간의 관계를 절제한다면 병은 생기지 않는다.

그러나 사계절이 순서를 어겨 이상 기후가 생긴다. 또 평온한 날이 적
고 어지러운 날이 많으면 비정상적인 기운 때문에 병이 생긴다.

그러므로 옛 사람은 병이 났을 때 먼저 식품으로 치료하는 것(食治)을
먼저 하고, 식품으로 치료가 되지 않으면 비로소 약으로 치료하는데
식품에서 얻는 힘은 약에서 얻는 힘에 비하면 절반 이상이 된다고 하
였다.

병을 다스릴 때 오곡(五穀, 대두·맥·마·기장·조), 오육(五肉, 돼지·양·닭·
개·소), 오과(五果, 대추·밤·복숭아·오얏·살구), 오채(五菜, 부추·아욱·파·
콩잎·여뀌)로 다스려야지, 어찌 마른 풀과 죽은 나무의 뿌리에 치료 방
법이 있을 수 있겠는가.

허준의 말에 따르면, 병이란 정상적인 기(氣)의 균형이 깨졌을 때 생
기며 오곡, 오육, 오과, 오채로 병을 다스리는 것이 식치, 즉 식료라고 말
하고 있다. 비슷한 의미로 요즘 약식동원(藥食同源)에서 나온 개념인 '약선
(藥膳)'이라는 말을 많이 쓰는데, '선(膳)은 식(食)'을 뜻하므로 '음식을 약
으로 만들어 먹는다'라는 의미이다. 하지만 식치, 즉 식료는 '음식으로
병을 다스린다'는 것이기에 약선과 식치는 개념이 조금 다르다.

음식으로 몸을 치유할 수 없는 단계에 이르렀을 때 비로소 약이라는 독을 써서 치료한다. 약은 단기 처방이며 오래 복용할 수 없지만 몸에 맞게 조리한 음식은 장기간 먹어 몸을 치유할 수 있다. 이렇듯 음식을 치료식으로 오래 먹는 것이 '식치'의 개념이다.

전통 한식의 핵심은 '약선'을 통한 '식치'이다. 여기서 '약선'은 '평(平)하게 만든 음식'을 말한다. 음식을 '평하게 만든다'는 것은 쉽게 말해 식재료가 갖고 있는 차갑거나 뜨거운 성질을 평평한 상태로 만든다는 의미이다. 주재료가 갖고 있는 고유의 성질을 양념이나 부재료와 결합하여 평하게 만들어 병을 예방하는 식품으로 바꾸는 것이다. 따라서 젊고 건강하고 장수할 수 있는 음식은 평하게 만든 음식이다. 약선 음식은 곧 '식치'를 완성하기 위한 조리법으로 만든 것이다.

고려와 조선 시대에는 왕실의 식치를 담당하는 '사의(食醫)'를 두었을 만큼 식치를 중시했다. 사의는 왕과 왕족이 먹는 음식을 조사하고 감별하여 질병을 예방하고, 병이 나면 음식으로 다스리는 관직이다. 고대 중국의《주례(周禮)》에도 일찍이 사의 제도를 두었다는 기록이 있다.

질병의 시작은 기와 몸의 부조화에서 비롯되고, 이는 음식의 절도가 없을 때 생긴다. 병이 없을 때 음식을 절도 있게 잘 섭취하면 병이 생기지 않는다. 따라서 사의는 임금의 음식이 조화가 되는지를 전담한다.

사의는 오늘날의 영양사라 할 수 있으며 식치를 담당하는 사람이라고 말할 수 있다. 기의 균형이 깨지지 않도록 먹는 법을 지도하고, 병이 생기면 증상을 살펴 음식으로 치료하며, 음식으로 치유되지 않으면 약을 잘 쓰는 게 사의의 역할이다. 병이 걸린 다음에 치료하는 것이 아니라 평소 음식 처방으로 병이 나지 않도록 예방하는 일이 사의의 가장 중요한 임무였다.

음양오행의 조화로움을 먹는다

《동의보감》에 따르면, '장수음식'이란 '자기 고유의 천성을 길러주어 오래 살도록 돕는 음식'이라고 했다. 따라서 천성을 길러주는 양성(養性)이 장수음식이라고 할 수 있다. 노화는 피가 쇠하여 일어나는 현상이므로 노화 과정에서 발생하는 체력 저하와 기능 약화를 억제하는 양로식(養老食)을 먹으라고 했다.

《동의보감》에서는 젊고 건강하게 장수하기 위해서는 몸의 3가지 토대인 정(精), 기(氣), 신(神)을 잘 다스려야 한다고 강조했다. 좁은 의미의 정(精)은 정액을 의미하지만 넓은 의미의 정은 오장, 골수, 생식기 등 몸속에 차 있는 물질로 몸의 근본이다. 정이 부족해지면 허리와 등에 통증이 생기고, 정강이에 담이 결리며, 어지럽고 이명이 들린다. 또한 정과 기는 서로가 서로를 키우는 작용을 하는데 기가 모이면 정이 차고 기가 성해진다. 정이 없어져 기가 쇠약할 때 정을 보해 주는 식품이나 약재로 음식을 만들어 먹어야 한다.

기(氣)는 생명을 살아 있게 하는 원천적 에너지를 말한다. 움직이는 것을 게을리 하고 마음에 욕심에 가득 차 있으면 기가 상해 병이 생기게 된다. 기는 주로 곡식에서 만들어지며 곡식은 피부를 따뜻하게 하고 몸을 충만하게 보하여 장수하게 하는 약이다.

신(神)은 마음(心)과 같다. 마음은 신명(神明)의 집이라 할 수 있으며 만병은 마음으로 부터 생겨난다. 마음이 편안해야 신도 편안해 병이 생기지 않으며, 신을 편안하게 해주는 음식이 만병을 예방하는 음식이다.

몸을 구성하고 생명 활동을 다스리는 정, 기, 신 외에《동의보감》양생법을 이해하기 위해서는 그 이론적 기초인 음양오행론을 이해해야 하는데 중국 고대에 확립되어 전해진 음양오행론은 음양과 오행의 정기가 결합하여 만물이 생성된다는 일종의 자연법칙이며 철학, 천문학, 정치, 의학, 예술, 음식 등 많은 분야에 영향을 미쳤다.

음양오행은 우주 삼라만상이 음양오행의 흐름에 따라 서로 작용을 주고받으며 변화한다는 사상이다. 인간을 포함한 모든 만물은 양과 음의 상대적 에너지로 구성되어 있고 동시에 오행으로 나뉘어, 나가고 들어오며 머무른다는 개념을 갖고 있다. 음양오행의 생성 원리에 대해 알아보자. 태초에 하늘과 땅이 분화되지 않아 혼돈의 상태일 때 혼돈 속에서 빛으로 충만한 가벼운 양기(陽氣)가 위로 올라가 하늘이 되고, 무겁고 혼탁한 음기(陰氣)가 아래로 내려와 땅이 되었다. 하늘과 땅은 서로 반대의 본질을 갖지만 하나의 기(氣)에서 나왔다. 하늘과 땅, 양과 음은 뿌리가 같고(天地同根), 서로 왕래하며(天地往來), 서로 끌어당겨 섞인다(天地交合). 하늘에서 내린 비는 땅속으로 스며들었다가 다시 하늘로 올라가고, 구름으로 생성되어 다시 비가 되어 땅으로 돌아온다. 서로 왕래하고 섞이며 하늘과 땅 사이에서 쉴 새 없이 순환한다.

다시 말해 음양 이론은 세상이 톱니바퀴처럼 돌고 돌며 순환한다는 논리다. 양인 봄과 여름이 가면 음인 가을과 겨울이 오듯 순차적으로 순환하는 듯 보이지만 음양은 불확정적인 일련의 변화 속에서 부단히 변화하기도 한다. 그렇기 때문에 고정된 개념으로 정의하기엔 다소 무리가 따른다. 이렇게 음양 이론의 역동성을 개념화한 말이 '기(氣)'다. 기는 생명의 근원인 활력을 내포하는 말이며, 음과 양으로 갈라진다.

사람도 음과 양의 결합으로 이루어진다. 정신은 하늘(양)이며, 육체는 땅(음)이다. 양은 남성, 밝음, 더위, 강건함을 뜻하고, 음은 여성, 어둠, 추위, 부드러움을 뜻한다. 천하(天下), 상하(上下), 고저(高低), 유무(有無), 대소(大小), 득실(得失), 일월(日月), 명암(明暗), 주야(晝夜), 하동(夏冬), 전후(前後), 생사(生死), 진퇴(進退), 개폐(開廢) 등 대립 또는 대척하는 관계는 음양 이론으로 설명된다.

이들 상반되는 쌍들은 서로 보완적으로 작용하기도 하며 서로를 다스리고 도움을 주며 때론 대립하기도 하면서 소멸할 때까지 상호의존적으로 발전한다. 이렇듯 탄생과 죽음에 이르는 인간의 일생은 음양의 이치에 따라 흘러가게 된다.

음양의 2기(二氣)로부터 목(木), 화(火), 토(土), 금(金), 수(水)의 5기가 생성된다. 이들 음양과 오행의 정기가 서로 결합하여 만물이 생성, 변화, 소멸하는데 이는 끊임없이 상생, 상극 운동으로 평형을 이루는 과정을 거치게 된다. 이것을 우주 자연의 법칙이라 하는데 목화토금수의 5기(氣)가 윤회작용, 순환작용 한다는 것을 의미한다. 다시 말해 오행의 '五'는 목화토금수의 5기를 가리키며, '行'은 '움직인다' '순환한다'는 의미를 가진다. 하루의 아침, 점심, 저녁, 밤, 일 년의 봄, 여름, 가을 겨울의 변화도 모두 오행이 상생하는 원리로 운행된다.

나무는 물에서 자라고(水生木), 나무와 나무가 부딪치면 불이 만들어지며(木生火), 불은 꺼져서 재가 되어 흙을 이룬다(火生土), 흙에서 나오는 나무는 열매를 맺는다(土生金). 그리고 열매 속에는 물이 있다(金生水).

이 단순한 상생 원리는 아침이 가면 점심, 저녁, 밤이 오고 다시 아침으로 되돌아가 순환하는 자연의 순리를 만든다. 봄이 가면 여름, 가을, 겨울이 오고, 다시 봄이 오는 것과 같은 법칙이다. 상생은 하늘과 시간의 법칙이다. 당연히 사람도 태어나 죽을 때 까지 끊임없이 상생의 영향을 받는다.

상생이 차례로 상대를 만들어가는 것에 반하여, 상극은 목화토금수 5기가 차례로 상대를 이기는 관계이다.

목기는 토기를 이기고, 토기는 수기를 이기며, 수기는 화기를 이긴다. 화기는 금기를 이기고, 금기는 목기를 이긴다. 금기에 의하여 제압된 목기는 토기를 이기며 계속 반복하여 순환한다. 다시 한번 풀어서 말하면 나무는 뿌리를 흙 속에 뻗고 흙을 단단히 죄어 고통을 준다. 목극토(木剋土) 끊임없이 흘러 차고 넘치는 물의 힘을 억제하는 것은 흙이다. 토극수(土克水) 물이 불을 끈다. 수극화(水剋火) 금속은 고온의 불에 들어가면 쉽게 녹는다. 불이 금속을 이긴다. 화극금(火克金) 우뚝 솟아 있는 나무를 금속의 도끼로 치면 넘어진다. 금극목(金克木)이라 한다.

상생은 목화토금수의 순서로 5기가 차례로 상대를 만들어 가고, 반대로 상극은 금목토수화의 순서로 5기가 차례로 상대를 이겨간다고 상위에 언급했지만 상극 그 자체에도 상생이 있다.

토는 나무뿌리에 의하여 단단히 죄어지므로 붕괴되지 않고 물은 흙에 의하여 행동이 억제되므로 계곡과 강의 형태를 유지할 수 있으며 불은 물에 의하여 억제되어 연소를 막을 수 있다. 또한 금속은 불에 용해되어 다른 금속 제품을 만들 수 있으며 나무도 도끼에 잘려 다양한 제품으로 재생된다. 이는 상극 중에 생(生)이 있는 까닭이다.

삼라만상을 구성하는 목화토금수 사이에 상생과 상극, 두 가지가 작용함으로써 만상은 비로소 이치대로 순환하게 된다. 이 순환으로 이 세상 만상이 영원히 흘러간다.

오행의 개념은 몸속 장기, 음식, 사계절, 숫자, 방위, 동물, 곡식, 체질 등의 영역에서 원리와 해법을 제시한다. 음양오행론은 거시적으로는 우주 만물의 이치를 규명하는 세계관이며, 미시적으로는 소우주인 인간을 이해하는 철학으로서 시간, 방위, 색, 맛, 음률 등의 현상과 몸과 마음 등 다양한 영역의 해석 원리를 제공하고 우주의 이치와 몸의 원리를 결부시켜 양생의 비밀을 밝혀낸다.

동양의학은 음양오행론에 기초해 발전하였다. 중국의 고전《황제내경(黃帝內經)》에서는 몸의 오장육부(간장, 심장, 폐장, 비장, 신장)를 음양오행으로 나누고 음양오행이 조화로울 때를 건강한 상태로, 조화가 깨친 상태를 질병으로 보았다.

음양오행을 몸에 비유하면 다음과 같다. 양기는 몸의 앞으로 올라가고 양기가 다시 음기가 되어 몸의 뒤로 떨어진다. 각 장기 중 간장과 담낭은 목기(木氣), 심장과 소장은 화기(火氣)에 해당하므로 양기에 속하고 허파와 대장은 금기(金氣), 신장과 방광은 수기(水氣)에 속하므로 음기이다 하지만 양기와 음기 중 어디에도 해당되지 않는 평기(平氣)라는 것이 있는데 토기(土氣)인 비장과 위장이 여기에 속한다.

신장의 기가 간의 기를 생성하고(水生木) 간의 기는 심장의 기를 생성하며(木生火) 심장의 기는 위장의 기를 만든다(火生土) 위장의 기는 허파의 기를 생성하고(土生金) 또 허파의 기는 신장의 기를 만들어준다(金生水)

이렇듯 우리 몸의 장기는 각각 음기와 양기에 속해 있어 서로 조화를 이루며 상생하게 되는데, 화를 낼 경우 각 장기의 음양 조화가 깨져 열이 발생하고 병이 생기게 되니 마음을 잘 다스리는 것도 중요하다.

음식을 먹을 때도 음양의 조화를 생각하며 먹어야 한다. 아침에 먹은 것이 낮에 소화되면 속이 편하다. 위기(胃氣)는 배고프고 배부른 것을 반복해서 느끼면 편안하다 볼 수 있는데 이것이 음과 양의 도(道)이다. 음식을 배부르게 먹어 항상 속이 가득 차 있으면 양만 있고 음이 없다고 할 수 있으며 겨울에 항상 따뜻하게 배불리 먹고자 하면 양만 존재하는 부조화 속에 신체가 따뜻하고 배부른 것에만 습관이 되어 추위를 이겨내지 못하게 된다. 음식을 먹는 것도 양과 음의 조절이 필요하다는 얘기이다. 오곡의 성질이 담(淡)하여도 평소 늘 배부르게 먹으면 양만 있고 음이 없는 것과 같다(이제마, 《사상초본권(四象草本卷)》).

중국의 유교 경전인 《서경(書經)》에는 오행과 맛의 관계를 다음과 같이 설명하고 있다.

오행의 첫째는 수(水)이고, 둘째는 화(火)이며, 셋째는 목(木), 그리고 넷째는 금(金), 다섯째는 토(土)이다. 수의 성질은 물체를 젖게 하고 아래로 스며든다. 화는 위로 타올라 가는 것이다. 목은 휘어지고 곧게 나가기도 한다. 금은 주형(鑄型)에 따르는 성질이 있으며, 토는 씨앗을 뿌려 추수를 할 수 있게 하는 성질이 있다. 젖게 하고 방울져 떨어지는 것은 짠맛을 낸다. 타거나 뜨거워지는 것은 쓴맛을 낸다. 곡면(曲面)이나 곧은 막대기를 만들 수 있는 것은 신맛을 낸다. 주형에 따르며 이윽고 단단해지는 것은 매운맛을 낸다. 키우고 거두어들일 수 있는 것은 담백한 맛을 낸다.

오행설의 5요소는 우주를 구성하는 원소이자 일상생활에 필수적인 물질이다. 5기(氣)에서 나오는 다섯 가지 맛을 의미하고 오장육부로 들어가 약리작용을 하여 질병치료에 이용되는 5미(味)를 알아보면 수는 짠맛, 화는 쓴맛, 목은 신맛, 금은 매운맛, 토는 담백한 맛이다.

《동의보감》은 음양오행의 조화와 균형을 이루는 양생법을 강조했다. 질병이란 단순한 병적 상태가 아니라 그 사람의 섭생이나 습관에서 비롯되고 몸이 가지고 있는 평한 기의 균형에 발작이 생긴 상태를 넓은 의미의 병으로 보았다. 이 불안정한 균형에 의해 생긴 질병을 평소에 먹는 음식으로 조절하여 다스릴 것을 당부했다.

그래서 음양오행론에 따른 섭생법이 중요하다. 오장육부와 오행의 상관관계를 알고 상생 상극 원리를 따져 섭생해야 한다. 음식을 만든다는 것은 음에 해당하는 차가운 기를 가진 식재료와 양에 해당하는 더운 기운을 가진 식재료를 조화롭게 배합하여 평하게 만드는 것이다. 목, 화, 토, 금, 수의 5가지 기운을 가진 음식의 특징을 잘 알고 각 장기에 활용하여 오장이 편안하도록 유지하는 것이 《동의보감》에서 강조하는 건강 유지 방법이다.

전통 한식도 음양오행의 조화를 이루며 계승되었다. 오늘날 한식은 서구의 식문화가 침입하면서 그 원형이 많이 훼손되었지만, 고대부터 우리 음식은 음양오행이라는 사상적 뿌리를 가지고 오장육부와 계절, 오색, 오미를 적절하게 배합해 상생 상극 원리에 따라 만들며 발달하였다. 계절마다 오행 오미에 맞게 봄에는 신맛, 여름에는 쓴맛, 가을에는 매운맛, 겨울에는 짠맛을 주로 활용했다. 한 가지 재료가 아닌 다양한 식재료의 조화로움을 만들어내고, 갖은 양념으로 원재료의 부족한 기를 채우는 등 체질에 맞는 이로운 음식을 만들어 병을 예방하고 치료했다. 이처럼 음양오행을 한식에 잘 적용한다면 몸을 자연에 가장 가까운 건강한 상태로 만들어 장수할 수 있다고 해도 과언이 아닐 것이다.

양념으로 음식을 평하게 하라

양생을 장생(長生)이라고도 하는데, 이는 몸과 마음을 다스려 건강하고 오래 살도록 꾀하는 것이다. 몸(음, 陰)은 정신(양, 陽)이 다스리니 몸이 건강하고 안하고는 정신의 건강이 절대적이다. 섭생은 정신과 육체를 모두 다루는 일이다. 하지만 정신은 볼 수 있는 공간이 아니기 때문에 식품만으로 양생을 다루는 것은 한계가 있다.

양생법을 중시하는 《동의보감》은 우리가 먹는 5곡, 5채, 5축, 5과, 약을 포함하는 모든 식품을 5기(五氣)와 5미(五味)로 분류하였다. 이들 분류에 주목하고 식품의 성질을 잘 알고 조리를 해야 양생을 잘 할 수 있는데 예를 들어 열성(熱性)의 병을 치료하는 것은 차가운 한성(寒性) 식품 또는 서늘한 량성(凉性) 식품이고, 한성의 병증을 치료하는 식품은 따뜻한 온성(溫性) 또는 뜨거운 열성 식품이다. 여기서 성(性)은 기(氣)이므로 한성, 량성, 온성, 열성, 평성은 한기, 냉기, 온기, 열기, 평기의 5기이다.

5미란 신(辛, 매운맛), 감(甘, 단 맛), 산(酸, 신맛), 고(苦, 쓴맛), 함(鹹, 짠맛)이다. 식품의 작용은 이들 5기와 5미의 조합으로 이루어지고 한기, 냉기, 온기, 열기 어느 한쪽에도 속하지 않고 이들 개념의 중간격인 평기(平氣) 또는 평(平)이 있는데, 이 평기의 식품은 담백한 맛을 지닌 토기(土氣)를 지닌다.

술을 예로 들어보자.

술의 기(氣)는 매우 뜨겁다(大熱). 맛은 쓰고(苦), 달며(甘), 맵다(辛). 이러한 기와 맛을 가진 술은 몸이 냉증이나 한증인 사람이 혈액 순환이 되지 않을 때 소량의 약주로 마시면 좋다. 그러나 과음을 하게 되면 몸 상태가 열성 즉 열기가 누적되어 담질(痰疾)이 된다고 《동의보감》은 밝히고 있다.

술을 마실 때 최고의 안주는 술의 열성을 평하게 해주는 한성 또는 량성 식품이 좋고 차가운 성질인 차를 곁들여 함께 마시면 술에 취했을 때 나타나는 주열(酒熱)이 풀리고 술을 빨리 깨게 해 준다. 술로 뜨거운 열성이 되는 몸을 평하게 해주어야 젊음을 유지하고 장수하는 데 도움을 줄 수 있을 것이다.

건강을 잃는다는 것은 평기(平氣)가 깨져 한기나 열기로 치우친 것을 말한다. 몸의 평기가 유지되는 상태를 '본상지기(本常之氣)'라 하고 이는 '본래 항상 지닌 기'를 뜻하니 건강할 때 갖고 있는 기는 바로 평기이다. 따라서 식품도 본상지기가 유지되도록 평한 식품이 좋고, 독으로 볼 수 있어 장기적으로 복용하면 해가되는 약이라 할지라도 성질이 평하고 담백한 것은 오랫동안 먹어도 본상지기에 손상이 없다.

토기(土氣)에 속하는 식품과 약재는 평하고 담백하기 때문에 평기의 균형이 깨지지 않는다. 이런 식품이 좋은 식품이고 좋은 약재다. 우리가 매일 먹는 음식도 본상지기에 맞추어서 조리해 먹어야 한다.

우리 선조들은 몸속 기의 흐름을 중시하였다. 사람이 생명을 유지하는 것은 기와 혈이 몸 구석구석을 순환하기 때문이라고 보았으며 아직 병이 없더라도 기에 문제가 생기면 이를 잠재적인 병으로 보고 평소 먹는 음식부터 조절하여 치유의 근본으로 삼았다.

평기를 유지하는 가장 쉬운 섭생법은 양념의 효과적인 사용이다. 양념은 '약염(藥鹽)'에서 유래한 말로 약(藥)과 소금(鹽)이 합쳐진 말이다. 음식의 기운이 어느 한쪽에 치우쳐 있을 때 약과 소금을 넣어 그 성질을 평하게 만들어 섭취하여 편안한 몸을 유지하라는 것이다. 우리가 먹는 대부분의 식품은 한(차가운 기운), 량(서늘한 기운), 평(평한 기운), 온(따뜻한 기운), 열(뜨거운 기운)의 성질이 치우쳐 있으니 이들 기운을 평하게 하는 양

넘을 잘 배합하여 평한 음식으로 만들어 먹는 것이 섭생의 중요한 포인트 중 하나라 할 수 있겠다.

예를 들면, 녹두의 성질은 차가워 술을 마실 때 안주로 먹으면 술이 가진 열을 녹두가 평하게 만들어 주기 때문에 술안주로 안성맞춤이다. 따라서 녹두 음식은 오한이 든 환자나 겨울철에 먹으면 좋지 않은 여름철 음식이라 할 수 있겠다. 녹두가 인체의 기에 영향을 미치지 않도록 하기 위해서는 조리할 때 녹두의 차가운 성질을 잡아주는 따뜻한 식품을 결합해 인위적으로 평하게 만들어 주어야 하는데 여기에 필요한 것이 바로 양념이다. 녹두는 찬 성질의 음식이니 몸을 따뜻하게 보하거나 덥히는 양념이 좋다. 찬 성질을 잡아주는 '약'인 생강, 후추, 파, 마늘을 넣고, 간은 '염' 즉 소금으로 하여 평한 음식으로 만들어 먹으면 좋다.

우리 전통 식생활은 병을 치유하고 예방하는 약선 음식이 매우 발달했다. 그 중 최고의 약선 음식은 단연 궁중음식이다. 궁중음식은 곧 약선이라고 할 수 있다. 《동의보감》에는 메밀을 "무독하고 기력에 좋고 위장을 충실히 하지만 오랫동안 먹으면 어지럽고 돼지고기와 함께 먹으면 풍사(風邪)가 침입하여 수염과 눈썹이 빠진다"라고 설명했는데 1848년, 1873년의 《진찬의궤》를 보면 냉면의 주재료로 메밀국수, 동치미, 돼지고기, 배가 등장한다. 메밀국수에 동치미, 돼지고기에 배를 함께 조리한 것인데, 메밀의 면독을 동치미가 보완해주고, 돼지고기의 풍(風)을 배가 억제하도록 재료를 쓰고 있다. 메밀국수와 돼지고기를 먹을 때 무로 만든 동치미와 배를 함께 먹도록 한 것은 약선적 관점이다. 조선 왕실 밥상에 오른 찬품 하나하나는 약선적 기능이 항상 존재했는데 이는 조선왕실이 얼마나 약선을 중시했는지 알 수 있는 부분이다.

신맛, 쓴맛, 단맛, 매운맛, 짠맛의 5가지 맛에도 약선 기능이 있다. 신맛(木)은 간(木), 쓴맛(火)은 심장(火), 단맛(土)은 비장(土), 매운맛(金)은 허파(金), 짠맛(水)은 콩팥(水)에 들어가 작용한다. 이들 각각은 적당한 양을 섭취해야 한다. 지나치게 시게 먹으면 위장병, 지나치게 짜게 먹으면 심장병, 지나치게 달게 먹으면 당뇨병, 지나치게 맵게 먹으면 간장병에 걸린다. 이것을 소의소기(所宜所忌, 정도를 지나치지 말 것)라 하며, 청·적·황·백·흑 등의 식품 색깔에도 적용된다.

약선에는 이류보류(以類補類, 무리로서 무리를 보한다)의 원리도 있는데 이는 내 몸에 부족한 것을 다른 동물의 같은 것으로 보충한다는 뜻이다. 예컨대 폐를 튼튼히 하려면 소의 허파나 돼지의 허파를, 간을 튼튼히 하려면 소의 간이나 돼지의 간을, 무릎을 튼튼히 하려면 소의 도가니를 조리해 먹으면 건강해진다는 논리이다. 이처럼 우리의 약선 음식은 음양 조화, 오미상생, 오색상생, 소의소기, 이류보류를 지켜나가며 거듭 발전했다.

또한 우리의 전통 음식은 자연의 이치에 순응하는 정신이 담겨 있다. 음과 양이 어우러지고 변화하며 하루(밤과 낮), 한 달(삭과 망), 일 년(가을·겨울은 음, 봄·여름은 양)이 흘러가고, 씨앗은 싹을 틔워 성장하고 열매를 맺는다. 남(양)과 여(음)가 결합하여 생명을 잉태하고 출산, 성장, 죽음의 윤회를 맞이한다. 삶의 연속성도 음과 양의 법칙(天道)으로 이어지며, 하루하루 삶을 유지하는 식생활도 같은 논리로 유지하며 조화롭게 해야 불로장생 할 수 있다.

이것이 바로 자연의 시간이 만들어낸 제철 식품을 먹어야 하는 이유이다. 각 계절마다 생산되는 신선한 재료를 음양오행 원리에 따라 그에 맞게 조리해 먹는 것이 건강을 유지하며 오래 살 수 있는 비결이다.

어린싹은 봄, 참외·수박·오이·옥수수·건어물은 여름, 감·밤·고구마·마늘·꿀·연근·사과·산약은 가을, 꿩·생선·멧돼지·밀감·유자는 겨울에 먹으면 음양 원리에 맞으며 섭생에 좋다. 예를 들어 겨울에 수박을 먹거나 여름에 꿩을 먹는 것은 음양 원리에 맞지 않는다.

밥은 봄처럼 따뜻하게, 국은 여름처럼 뜨겁게, 장은 가을처럼 서늘하게, 술을 포함한 음료는 겨울처럼 차게 먹어야 좋은데 이는 찬품의 온도에도 조화를 맞춘 것으로 우리 전통음식의 조화로움을 다시 한 번 느끼게 해준다.

한식의 기본 상차림인 국과 밥은 매우 훌륭한 조합이다. 국과 밥이 한 조가 되어야 하는 이유는 국은 본디 소고기·양고기·돼지고기·꿩고기·닭고기 등 육류를 주재료로 한 것이 많은데 이는 양성(陽性) 식품이고, 밥은 조·수수·보리·쌀 등 곡류를 주재료로 한 음성(陰性) 식품인 까닭이다. 이는 단백질과 탄수화물의 조합, 즉 양과 음의 조합이다.

식품의 성질과 조화를 이루도록 사용하는 것, 이것이 계절에 따른 섭생 원칙이다. 찬 기운을 가진 식품은 뜨거운 기운으로 생긴 병(陽病)을 다스리고, 여름철에 먹으면 좋다. 하지만 몸이 찰 때 먹으면 오히려 찬 기운에 찬 성질이 더해져 병이 된다. 그래서 먹을 때 뜨거운 기운을 가진 식품을 조미료로 써 평한 성질을 갖도록 했다. 이른바 양념(藥鹽)을 하는 것이다.

가을철 식품처럼 뜨거운 기운을 가진 식품은 음증을 다스리는 데 쓰이고, 차갑고 서늘한 기운을 가진 식품을 평한 기운으로 만들기 위한 양념으로 사용하고 여름철 음식처럼 차갑고 서늘한 기운을 가진 식품은 뜨거운 기운으로 생긴 병증을 다스리고, 따뜻한 식품 또는 뜨거운 식품을 평하게 만들기 위한 양념으로 사용한다.

평한 기운을 가진 식품은 굳이 양념을 하지 않고 조리해 먹어도 기의 균형을 깨뜨리지 않는 중성 식품이다. 멥쌀, 대두, 매실, 자두, 농어, 소고기, 파, 감초 등이 대표적이다.

동의보감, 음식 조리의 원리

건강하고 오래 살기 위한 양생법은 음양오행의 원리를 따르는 식생활로 부터 시작된다. 오행의 끊임없는 운행은 좋음이 있으면 나쁨이 있고 반대로 나쁨이 있으면 좋음이 있는 상생과 상극 작용을 일으킨다.

그럼 상생론과 상극론을 맛과 관련하여 알아보자.

간은 목(木)의 성질이므로 간에 병이 생기면 목의 성질인 신맛의 식품을 선택해야 하는데, 여기서 신맛 나는 식품이란 백 퍼센트 신맛만 있는 건 아니라 신맛에 극하는 매운맛도 있을 수 있다. 이 매운맛을 쓴맛으로 극하면 완전한 신맛의 식품을 얻을 수 있다. 이는 신맛을 극하는 매운맛을, 소량의 쓴맛을 동원하여 극한다(火剋金). 이것이 《동의보감》식 처방이다. 또한 토의 담백한 맛을 소량 첨가하기도 하는데 담백한 맛은 평한 성질로 모든 것을 조화롭게 하는 힘이 있기 때문이다. 간이 나쁠 때 신맛을 가진 음식과 소량의 쓴맛을 가진 음식, 여기에 소량의 담백한 맛을 가진 음식을 섭취한다.

화(火)의 성질을 가진 심장에 병이 생기면 쓴맛의 식품을 선택하면 좋다. 혹 쓴맛을 극하는 짠맛이 있을 수 있으므로 짠맛을 극하는 담백한 맛으로 완전한 쓴맛의 식품을 얻을 수 있다. 완전한 쓴맛을 얻으려면 쓴맛을 극하는 짠맛에, 소량의 담백한 맛을 동원하여 극한다(土剋水). 따라서 심장이 나쁠 때는 쓴맛을 가진 음식과 소량의 담백한 맛을 가진 음식을 섭취하도록 한다.

토(土)의 성질인 비장에 병이 생기면 담백한 맛의 식품을 선택해야 하는데, 담백한 맛을 극하는 신맛이 있을 수 있으므로 이 신맛을 매운맛으로 극하여 완전한 담백한 맛의 음식을 얻을 수 있다. 완전한 담백한 맛을 얻으려면 담백한 맛을 극하는 신맛을, 소량의 매운맛을 동원하여 극한다(金剋木). 따라서 비장이 나쁠 때는 담백한 맛을 가진 음식과 소량의 매운맛을 가진 음식을 섭취하도록 한다.

폐에 병이 생기면 금(金)의 성질인 매운맛의 음식을 선택해야 하는데, 매운맛을 극하는 쓴맛이 있을 수 있으므로 짠맛으로 극한다면, 완전한 매운맛의 음식을 얻을 수 있다. 매운맛을 보호하기 위해 매운맛을 극하는 쓴맛을, 소량의 짠맛을 동원하여 극한다(水剋火). 덧붙여 토의 담백한 맛을 소량 첨가하는 까닭은, 담백한 맛은 모든 것을 조화롭게 하는 힘을 갖고 있기 때문이다. 요약하면 폐가 나쁠 때는 매운맛을 가진 음식과 소량의 짠맛을 가진 음식 그리고 소량의 담백한 맛을 가진 음식을 섭취한다.

콩팥은 수(水)의 성질이다. 그러므로 콩팥에 병이 생기면 수의 성질인 짠맛의 음식을 선택해야 하는데, 짠맛을 극하는 담백한 맛이 있을 수 있으므로 담백한 맛을 신맛으로 극한다면 완전한 짠맛의 음식을 얻을 수 있다. 짠맛을 보호하기 위해 짠맛을 극하는 담백한 맛을, 소량의 신맛을 동원하여 극한다(木剋土). 요약하면 콩팥이 나쁠 때 짠맛을 가진 음식과 소량의 신맛을 가진 음식을 섭취한다.

목극토(木剋土), 토극수(土剋水), 수극화(水剋火), 화극금(火剋金), 금극목(金剋木)은 상극 관계이다. 쌀밥(흰색)을 먹을 때 지나친 붉은색 반찬이 건강에 좋지 않은 것처럼 적색인 화는 금인 흰색을 극한다. 비위가 나쁠 때 신맛을 금하는 이유는 토는 비장장이고 수는 짠맛이기 때문이고 폐가 나쁠 때 쓴맛을 금하는 이유는 금이 폐이고 화가 쓴맛이기 때문과 위장이고 목은 신맛이기 때문이고 신장이 나쁠 때 담백한 맛을 금하는 이유는 수가 신장이고 토는 담백한 맛이기 때문이다. 심장이 나쁠 때 짠맛을 금하는 이유는 화가 심이다. 마지막으로 간이 나쁠 때 매운맛을 금하는 이유는 목은 간이고 금이 매운맛이기 때문이다.

맛의 오미상생(五味相生)이란 신맛과 쓴맛, 쓴맛과 담백한 맛, 담백한 맛과 매운맛, 매운맛과 짠맛, 짠맛과 신맛을 알맞게 섞어 섭생하란 뜻으로 이를 행하면 건강에도 좋고 맛도 좋아진다는 것이다.

음식을 조리할 때는 담백한 맛은 신맛, 짠맛은 담백한 맛, 쓴맛은 짠맛, 매운맛은 쓴맛, 신맛은 매운맛에 의하여 맛이 각각 억제된다는 뜻의 오미상극(五味相剋)에 따라 간을 해야한다. 예를 들어 육포를 건조할 때 부패를 방지하기 위해 많은 양의 소금을 넣게 되는데 이때 꿀을 넣으면 토극수에 의해 단맛이 짠맛을 극하기 때문에 짠맛을 덜 느끼게 된다. 이렇게 우리가 매일 먹고 있는 음식의 조리법이나 섭생법에는 우리 선조가 오랫동안 해왔던 음양오행 조리법의 원형이 남아 있다.

우리가 먹는 식품에는 각각 고유의 맛이 있다. 예를 들면 식초는 신맛, 쑥은 쓴맛, 고구마는 단맛, 마늘은 매운맛, 굴은 짠맛을 지니고 있다. 이들 식품이 가진 맛은 우리 몸에 들어와 신맛은 수렴 작용, 쓴맛은 건조와 결집 작용, 단맛은 보력(補力)과 완화 작용, 매운맛은 발산과 확산 작용, 짠맛은 사하(瀉下)와 해응(解凝) 작용을 한다.

신맛의 과섭취는 근육이 수축하여 경련을 불러오고 쓴맛의 과섭취는 피부가 건조해지고, 담백한 맛의 과섭취는 탈모를 촉진 시키며 매운맛의 과섭취는 근육의 각질화가 일어난다. 마지막으로 짠맛의 과섭취는 맥이 빨라지는 부작용을 낳게 된다.

신맛(木)을 편중하여 많이 먹으면 비장(土)이 상하고(木剋土/목극토), 쓴맛(火)을 편중하여 많이 먹으면 폐(金)가 상한다(火剋金/화극금). 매운맛(金)을 편중하여 많이 먹으면 간(木)을 상하게 하고(金剋木/금극목) 짠맛(水)을 편중하여 많이 먹으면 심장(火)을 상하게 한다(水剋火/수극화) 또한 담백한 맛(土)을 편중하여 많이 먹으면 콩팥(水)을 상하게 한다(土剋水/토극수).

간단히 말해 간에 병이 생겼을 때 매운맛, 심장에 병이 생겼을 때는 짠맛, 비장에 병이 생겼을 때 신맛, 폐에 병이 생겼을 때 쓴맛, 콩팥에 병이 생겼을 때 담백한 맛을 금해야 한다. 더불어 특정한 맛에만 치중하여 섭취해도 균형이 깨지게 된다. 맛은 식품의 색깔과도 관계가 있다. 파란색은 신맛, 붉은색은 쓴맛, 노란색은 담백한 맛, 흰색은 매운맛, 검은색은 짠맛이다. 오미를 균형 있게 먹는 가장 좋은 방법은 간단하게 이 다섯 가지 색깔의 식품을 골고루 먹는 것이다.

맛의 오미상생(五味相生)이란 신맛과 쓴맛, 쓴맛과 담백한 맛, 담백한 맛과 매운맛, 매운맛과 짠맛, 짠맛과 신맛을 알맞게 섞어 섭생하면 건강에도 좋고 맛도 좋아진다는 의미이다.

간(木)이 나쁘면 신장(水)의 기(氣)를 키우고(水生木), 심장(火)이 나쁘면 간(木)의 기를 키우며(木生火), 비장(土)이 나쁘면 심장(火)의 기를 키워야 한다(火生土). 폐(金)가 나쁘면 비장(土)의 기를 키우고(土生金), 콩팥(水)이 나쁘면 폐(金)의 기를 키워야 한다(金生水).

아무리 좋은 약이라 해도 매일 골고루 섭취하는 좋은 음식을 따라올 수 없는 이유는 식재료와 음식에 담긴 풍부한 양분과 몸을 활성화하는 고유의 성질을 흉내 낼 수 없기 때문이다. 우리가 먹는 식재료는 하늘의 영향을 받는 땅에 존재하므로 상생의 영향 아래 놓이면서도 상극의 절대적인 법칙 속에 던져져 있다. 우리는 상생과 상극의 관계 속에서 살아가는 존재이기에 이 원리는 균형 있는 음식 섭취에도 적용된다.

평생 건강을 지키는 양생법

한식 조리의 최고 목표는 평한 음식을 만드는 것이다. 평하게 조리하여 먹거나 평한 식품을 선택하여 우리 몸을 평하게 함으로써 본상지기를 유지한다. 이것이 평생 건강하게 활력을 유지하며 장수하는 비결이다. 장수를 위한 양생법은 다음과 같이 정리할 수 있다.

(1) 제철 식재료를 이용하라

기의 균형 즉 평기를 깨뜨리는 원인 중 하나는 봄, 여름, 가을, 겨울이 지닌 기후이다. 바깥 기온이 춥거나 더우면 평기가 깨져 감기에 걸리거나 더위를 먹는다. 이런 경우 두꺼운 옷을 입기도 하고 얇게 입기도 하지만 먹는 음식을 조절하여 기후 변화에 잘 적응하는 몸을 만드는 것이 우선이다.

추울 때는 뜨거운 생강차 등 따뜻한 성질의 음식, 더울 때는 수박 등 차가운 성질의 음식을 먹는 것이 몸에 좋다. 제철 식품은 천도(天道)에 순응하여 생산되는 먹거리라 할 수 있다. 이들을 활용해서 조리해 먹어야 본상지기가 유지된다. 어린 싹은 봄철, 참외·수박·오이 등은 여름철, 감·밤·고구마·산약 등은 가을철, 꿩·귤 등은 겨울철의 대표적인 식재료들이다.

겨울에 여름철 음식인 수박을 먹거나 여름에 겨울철 음식인 생강을 먹는 것은 음양 원리에도 위배 될 뿐 아니라 본상지기에도 어긋난다.

(2) 양념을 활용하여 약선 음식을 만들어라

질병은 인체의 평(評)한 기가 차갑거나 뜨거운 기운으로 치우쳐진 기의 불균형으로 생긴다. 이는 먹는 식품에 의한 내인적 요소에 추위와 더위 및 스트레스와 같은 외인적 요소가 결합하면서 발생하게 되는데 내인적 요소는 평한 음식으로 다스려야 한다.

돼지고기는 차가운 성질의 식재료이다. 아무리 뜨겁게 먹어도 우리 몸에 들어가서 몸을 차게 만든다는 뜻이다. 이런 경우 차가운 기운을 중화시켜 편하게 해 주는 양념이 필요하게 되는데 뜨겁거나 더운 성질인 생강, 마늘, 고춧가루, 후추 등을 넣어 조리하면 차가운 성질의 돼지고기 요리가 평하게 된다.

여기서 '양념한다'라는 것은 약(藥)에 해당하는 따뜻한 성질의 돼지고기 재료에 소금(鹽) 등을 넣고 조리한다는 뜻이다.

세계 여러 나라와 비교해 우리나라만큼 양념을 건강에 이롭게 활용하는 나라는 없다고 해도 과언이 아니다. 이는 우리 선조들이 음식 하나하나를 편하게 해 약선으로 만들고자 부단히 노력한 결과이다.

⑶ 음과 양의 배합인 국과 밥으로 상을 차린다

식물성 식품은 음이고 동물성 식품은 양이다. 탄수화물과 단백질은 음과 양의 조합이다. 그러므로 식물성 식품과 동물성 식품을 균등하게 하여 조리하는 것은 음과 양을 배합하여 본상지기를 유지하는 가장 좋은 방법이라 할 수 있겠다.

밥상 차림에서 밥과 국이 한 조가 되어야 하는 까닭은 국은 본디 소고기, 닭고기와 같은 육류를 주재료로 한 것이며, 밥은 쌀·조와 같은 곡류를 주재료로 한 것으로 음과 양의 결합이다. 밥은 봄처럼 따뜻하게, 국은 여름처럼 뜨겁게 배선하는 것을 원칙으로 한다. 음양의 원리는 먹는 양에도 적용이 되는데 항상 배부르게 먹으면 양의 상태가 지속 되어 균형이 깨진다. 먹은 상태는 양이고 소화되어 음식물이 없어진 상태는 음이기 때문이다. 마찬가지로 술을 많이 마시면 술이 지닌 양기가 몸에 축적되기 때문에 차가운 성질의 미나리, 양배추 같은 채소, 메밀과 녹두 같은 곡식, 또는 조개나 오징어 같은 해산물을 먹어 술독을 풀어주면 좋다.

지나치게 차거나 뜨거운 것을 먹어도 병이 생기기 때문에 편하게 조절하는 게 필요한데 일상에서의 한가지 예를 들면 펄펄 끓은 물을 컵에 담아 끓인 물의 양만큼 찬물을 부어 음양탕(陰陽湯)을 만들어 마시면 된다. 이는 뜨거운 물과 찬물의 음양이 합해진 탕이란 뜻이니 평소 물을 마실 때 음양탕으로 만들어 마셔야 본상지기에 지장이 없다.

⑷ 5미를 균형 있게 섭취하라

약은 약의 독한 성질을 이용하여 사기(邪氣, 병을 부르는 나쁜 기)를 없애 병을 치료하는 것이다. 반면에 5곡, 5축, 5과, 5채는 오장을 기르고, 오장을 보익, 보조한다. 5곡, 5축, 5과, 5채에 들어 있는 맛에서 신맛은 목(木)에, 쓴맛은 화(火)에, 담백한 맛은 토(土)에, 매운맛은 금(金)에, 짠맛은 수(水)에 속한다. 이들 맛을 골고루 균형 있게 섭취하는 것이야말로 상생 원리에 기초한 섭취 방법이다.

질병 없이 평생 건강을 지키는 장수 음식
| 둥굴레/하수오/솔잎/오가피/흑임자

《동의보감》은 평생 건강을 지키는 양생(養生)의 비결을 담은 의서이다. 양생이란 곧 '양성(養性)'으로 자신의 천성을 잘 길러 건강을 오랫동안 유지하는 것이라고 했다. 즉 자기 몸에 맞는 식품이나 섭생, 식습관을 잘 헤아려 몸에 맞는 식생활을 평생 실천하는 일이다. 《동의보감》에서는 양성을 기르는 식품으로 둥굴레, 창포, 감국화, 천문동, 지황, 삽주, 토사자, 백초화, 하수오, 송지, 괴실, 잣남잎, 구기, 복령, 오가피, 오디, 연실, 검인, 잣, 흑임자, 순무씨, 흰죽 등 23가지를 단방으로 만들어 꾸준히 먹으면 정과 기를 건강하게 유지해 오래 산다고 하였다. 이들 재료는 환 또는 가루로 만들거나, 물에 넣고 달여 탕으로 만들어 꾸준히 먹으면 건강을 유지하며 장수할 수 있다.

1) 둥굴레

오랫동안 먹으면 몸을 가볍게 하고 건강한 안색을 유지하게 한다. 늙지 않게 하고 배고프지 않게 한다. 뿌리, 줄기, 꽃, 열매 모두 먹을 수 있다. 둥굴레 뿌리를 캐서 먼저 끓인 물을 사용하여 흔들어 쓴맛을 제거한다. 이것을 9번 찌고 9번 햇볕에 바싹 말리거나 그늘에 말려 찧어 가루로 만든다. 매일 정수에 타서 먹는다. 이때 매실을 먹어서는 안 된다.(《동의보감》, 본초)

'황정(黃精)'이라고 불린 둥굴레는 백합과의 다년생 식물로 우리나라 북부와 러시아, 중국, 몽골에서 재배된다. 우리가 즐겨 먹는 뿌리 부분은 영양가가 높아 흉년이 들면 구황(救荒) 식품으로 먹었다. 둥굴레를 쪄 엿 강정인 '황정탕 엿'을 만들어 먹기도 했다. 300일 동안 지속적으로 먹으면 귀신을 볼 수 있을 만큼 정기가 맑아지고 신선이 되어 승천하게 된다는 이야기가 전해질 만큼 둥글레는 우리 선조들에게 없어서는 안 될 중요한 식재료였다.

　둥굴레 맛은 달고 독이 없으며 성질은 편하다. 《동의보감》에는 "둥굴레는 태양의 정기를 받은 생약이라서 심신이 피곤하고 허약해지는 것을 보완하며 근육과 뼈를 튼튼하게 하고 정신을 맑게 해준다. 또 간과 신장을 보호하고 정력을 도와 심기를 편안하게 해주는 약이므로 먹으면 몸이 가벼워지고 기운이 나며 장수한다"라고 하였다. 둥굴레는 장기를 보하고 정력 증진에도 좋으며 땀나는 것을 조절하고 해열 작용도 한다. 혈압, 혈당을 조절하고 심장의 수축력을 높여 장기간 복용하면 안색이 좋아지고 피가 맑아진다. 이렇게 좋은 음식도 극이 되는 음식과 만나면 안 먹는 것만도 못할 수 있게 되는데 예를 들어 둥굴레와 매실을 함께 먹으면 매실이 가지고 있는 신맛이 둥굴레가 가지고 있는 담백한 맛을 억제하여 둥글레가 갖고 있는 편한 성질의 기를 깨뜨리게 된다.

2) 하수오

　오래 먹으면 수염과 머리털을 검게 하고 정과 골수를 더하며 오래 살고 늙지 않는다. 파, 마늘, 무, 비늘 없는 생선은 피한다. 쇠그릇을 절대 사용해선 안 된다.(《동의보감》. 본초)

뿌리를 캐서 쌀뜨물에 담가 부드러워지면 대나무 칼로 긁어 껍질을 제거한다. 편으로 잘라 검은콩즙에 담갔다가 콩물이 스며들면 그늘에 말린다. 감초즙을 섞어서 맛을 눌러 주고, 햇볕에 말린 후 찧어서 가루로 만든다. 술과 함께 2전(7.4g)을 먹는다. 혹은 꿀로 환을 만들어 먹는다. 하수오환은 오래 살게 한다. 1근을 취해서 쌀뜨물에 담갔다가 햇볕에 말려 편으로 자른다. 이것을 첫아들을 낳은 산모의 유즙과 섞어 다시 햇볕에 말리기를 한두 번 한다. 찧어서 가루로 만들어 씨를 뺀 대추육과 섞어서 오동나무씨 크기로 환을 만든다. 첫날에는 20알을 먹고 날마다 10알씩 추가해서 먹는데 모유를 분비하는 여자는 100알을 넘지 않도록 한다. 공복에는 따뜻한 술과 소금을 넣고 끓인 물과 함께 먹는다. 또한 양기가 심히 허한 사람이 아니면 한꺼번에 먹는다. 양기가 심히 허한 자는 여러 번에 나누어 먹는다.(《동의보감》, 입문)

중국이 원산지인 하수오는 산에 야생하는 강인한 식물로 특이하게 덩이뿌리에 암수 구별이 있다. 흰 것은 암이고 붉은 것은 수로, 낮에는 따로 있다가 밤에 암수 줄기가 꼬인다. 중국의 하전이라는 사람이 하수오 뿌리를 먹고 회춘하여 아들을 낳았는데 이 아들도 하수오 뿌리를 먹고 130세가 넘도록 검은 머리를 유지했다고 한다. 이때부터 사람들이 하수오라 부르기 시작하면서 '하수오'라는 이름이 생겼다고 한다.

하수오는 쓴맛이 있으면서 달고 떫은 맛도 나며 따뜻한 성질이다. 《동의보감》에는 하수오를 먹으면 정(精)과 골수가 채워지고 머리카락이 검어지며 장수한다고 했다. 또 폐와 신장을 튼튼하게 하며 여자들이 오래 먹으면 임신할 수 있는 건강한 몸이 된다. 하수오의 효능은 항노화, 면역력 증강, 부신피질 기능 촉진, 콜레스테롤 감소, 간 보호 등이다.

3) 솔잎

솔잎 먹는 법. 잎을 취해서 곱게 잘라 다시 갈아 술과 함께 3전(11g)을 먹으면 역시 좋다. 죽과 합해서 먹어도 좋다. 또 볶은 검은콩과 합하여 찧어 가루로 만들어서 따뜻한 물에 타서 먹으면 더욱 좋다.(《동의보감》, 속방)

소나무는 한반도를 중심으로 일본과 만주, 중국 요동반도 지역까지 분포하며, 특이하게 서구에서는 자라지 않는다. 우리나라 나무 중 가장 넓은 분포 면적을 가지고 있고, 개체수도 가장 많다. 우리나라 소나무는 몇 가지 변종 및 품종이 있다. 소나무 잎(솔잎)은 바늘모양으로 짧은 가지 끝에 2개씩 뭉쳐 나며, 밑부분은 엽초(葉鞘, 입깍지)에 쌓여 있다가 이듬해 가을 엽초와 함께 떨어진다. 꽃은 암수가 한 나무에서 5월에 핀다. 소나무는 우리 민족에게 매우 유익한 나무로, 송기(속껍질), 송지(소나무 진액), 송절(가지와 줄기), 송근(뿌리), 송엽(솔잎), 송화분(꽃가루), 송자(솔방울) 등 거의 모든 부분이 식재료나 약재로 사용된다.

예부터 소나무는 민간요법으로 쓰이는 훌륭한 약재였다. 솔방울은 허약하고 숨 쉴 기운조차 없을 때 약재로 쓰면 좋고, 솔잎은 머리카락을 나게 하고 오장을 편안하게 해주며, 소나무 마디(송절)는 다리가 저리거나 뼈마디가 아픈 증상을 낫게 하고, 꽃가루(송화)는 몸을 가볍게 하며, 소나무 뿌리의 속껍질(송근백피)은 배고프지 않게 하고 기를 보하여 기근에 식량으로 쓰이기도 했다.

솔잎은 따뜻한 성질을 가지고 있으며 쓴맛이 난다. 심장과 비장에 효능을 보인다. 《동의보감》에는 솔잎의 효능을 "풍습창(風濕瘡), 풍사(風邪)와 습사(濕邪)로 인해 뼈마디가 저리고 아픈 병을 낫게 하고 머리카락을 나게 하며 오장을 편하게 하여 식량 대용으로 쓴다"라고 하였다. 또한 《본초강목(本草綱目)》에는 "솔잎을 생식하면 종양이 없어지고 머리카락이 나며 오장을 편안하게 하여 오랫동안 먹으면 불로장수한다"라고 하였다.

4) 오가피

오랫동안 먹으면 몸이 가벼워지고 늙지 않는다. 뿌리와 줄기를 달여 보통 술 빚는 방법과 같이 술을 만들어 마시면 몸을 보충하고 좋게 한다. 또는 달여 탕으로 만들어 차 대신에 마셔도 좋다. 세상에는 오가피 술과 오가피 가루를 상복하여 오래 살고 죽지 않는 사람이 헤아릴 수 없이 많다.(《동의보감》, 본초)

오가피는 오갈피나무의 껍질로 잎이 5개로 갈라져 있다고 해서 오갈피나무다. 옛날에는 오갈피를 '문장초' '오화' 또는 '오가'라고도 했다. 어린잎을 따 그늘에 말렸다가 차를 끓여 먹기도 하고, 6~8월에는 줄기 껍질을, 11월에는 뿌리를 채취하여 그늘에 말려 사용한다.

오가피의 맛은 맵고 쓰며 성질은 따뜻하다. 간과 신장의 기운을 보하고 힘줄과 뼈를 튼튼하게 하여 사지와 손발 마비, 허리와 무릎 약한 데, 골절상, 타박상, 부종 등에 쓰인다. 우리 선조들은 오가피를 오랫동안 먹으면 몸이 가벼워지고 늙지 않는다고 했는데, 《본초강목》에는 "세상에는 오가피 술과 오가피 가루를 상복하여 오래 살고 죽지 않는 사람이 헤아릴 수 없이 많다"라고 기록되어 있다. 뿌리와 줄기를 달여 술을 만들어 마시면 기력이 생기고 허약 체질을 개선할 수 있다.

5) 흑임자

흑지마(빛깔이 검은 참깨)이다. 오랫동안 먹으면 몸이 가벼워지고 늙지 않는다. 배고프거나 목이 마르지 않는다. 오래 산다. 일명 거승이라고도 한다. 백밀 1되와 흑임자 1되를 합한 것을 일명 정신환이라고 한다. 또 먹는 방법은 흑임자를 9번 찌고 9번 햇볕에 말려서 향기가 나도록 볶은 다음 절굿공이로 찧어 가루로 만든다. 꿀을 섞어 적정한 크기의 구슬로 환을 만든다. 술과 함께 1환을 먹는데 독이 있는 생선이나 생채소의 섭취를 피한다. 오래 먹으면 장수한다. 노나라 여인이 흑임자로 만든 떡과 창출을 생대로 먹었다. 곡식을 끊은 지 80여 년인데도 심히 어린 장부와 같았고 매일 300리를 걸었다고 한다. 흑임자, 대두,

대조(대추)를 동량으로 하여 9번 찌고 9번 햇볕에 말려서 단자를 만들어 먹으면 오래 살고 곡식을 끊을 수 있다.(《동의보감》, 본초)

참깨와 한해살이풀의 검은색 씨앗인 흑임자는 아프리카 열대 지방과 인도가 원산지이며 중국에서 한반도로 유입되었다. 참깨와 생육 과정이 동일 하지만 씨앗의 색이 검다. 꽃은 7~8월경에 핀다. 참깨는 보통 기름이나 깨소금 등의 양념으로 쓰이지만 흑임자는 요리와 떡 재료로 많이 쓰이며 약용으로도 많이 활용된다. 과거 민간에서는 흑임자 기름인 호마유(胡麻油)를 부스럼과 변비 치료제로 많이 썼다.

한식 상차림에 흑임자 죽, 흑임자 편, 흑임자 강정, 흑임자 다식, 흑임자 인절미, 흑임자 경단 등이 많이 등장하는 만큼 흑임자는 우리 선조들이 사랑한 중요한 식재료이다. 예부터 중국에서는 흑임자를 불로장수 식품이라 하여 선약(仙藥)으로 여겼다. 《본초강목》에서는 흑임자가 효능이 뛰어나다고 하여 '거승(거대한 식품)'이라고 기록했다. 중국 노나라 여인이 흑임자로 만든 떡과 창출을 생으로 먹고 다른 곡식을 끊은 지 80년이 지났어도 매일 300리를 걸을 정도로 건강하게 살았다고 전해진다. 흑임자를 오랫동안 먹으면 몸이 가벼워지고 늙지 않으며 배고프거나 목마르지 않고 맑은 정신을 유지하며 오래 산다고 하였다. 맛은 달고 성질은 평하며 간, 대장, 신장에 효능이 있다. 흑임자를 9번 찌고 9번 햇볕에 말려서 향기가 나도록 볶은 다음 찧어 가루로 만든 후 꿀을 섞어 환을 만들어 먹으면 좋다. 흑임자를 먹을 때 술에 담갔다가 찌고 햇볕에 말리는 과정을 반복하면 양의 성질이 극대화된다.

노화 방지, 정력 강화에 좋은 음식
| 오미자/백복령/구기자/산수유/복분자

《동의보감》에는 우리 몸이 오장육부와 근(근육의 힘줄과 근막), 기육(근육과 살), 뼈, 혈맥, 피부로 구성되어 있으며, 이 모두는 정(精), 기(氣), 신(神)의 삼위일체가 만들어낸다고 하였다. 《동의보감》이 전하는 양생의 목적은 정, 기, 신을 보호하여 완전한 건강에 이르는 것이다. 정, 기, 신은 생명의 토대를 만들고 활력 있게 움직이게 하는 핵심 요소이므로 평생 건강을 지키려면 이 3가지를 잘 관리해야 한다. 이 중 인체를 구성하는 근본은 정이다. 《동의보감》은 "나이가 들면 정과 혈이 마른다"라는 말로 노화를 설명하는데, 이 말은 우리 몸의 근본 물질인 진액(津液)이 점차 줄어든다는 것을 의미하며, 체내 생명의 물이 차츰 소멸되어 간다는 뜻이다. 《동의보감》에서는 정을 일차적으로 정액이라는 의미로 사용하지만 혈액이나 근골을 생성하는 체내 성분 또는 물질을 말하기도 한다. 나이가 들면 이들 체내 물질이 점차 쇠하고 줄어들면서 세포 재생이 안 되어 피부가 처지고 뼈는 약해지며 여러 증상을 동반한 노화로 인해 삶은 퇴행한다.

약선 음식들은 몸의 진액을 보충하고 정과 혈을 다스리는 섭생을 돕는다. 꾸준히 실천하면 몸에 부족한 영양과 정을 채워 활력 있는 몸을 만들 수 있다.

1) 오미자

오미자고는 정기를 조절해 주고 몽유를 치료하며 정액이 저절로 흘러

나오는 것을 치료한다. 오미자 1근을 깨끗한 물로 씻어 하룻밤 물에 담가 둔다. 비벼서 씨를 빼고 즙을 취한다. 삼베로 걸러 냄비에 넣고 된 꿀 2근을 추가로 넣어 은근한 불에서 조려 고를 만든다. 매번 1~2 숟가락씩 공복에 끓인 물에 타서 먹는다.(《동의보감》, 본초)

비옥한 골짜기에 무리 지어 자라는 오미자나무는 6~7월이면 붉은빛이 도는 황백색 꽃이 피며 8~9월에는 포도송이처럼 빨간 열매가 알알이 영그는데, 이 열매가 오미자이다. 가을에 채취하여 찧어서 햇볕에 말려 쓴다.

단맛, 신맛, 매운맛, 쓴맛, 짠맛의 5가지 맛이 난다 하여 오미자(五味子)이다. 그중 신맛이 가장 강하다. 독성이 없고 약리 작용이 뛰어나 우리 선조들은 여름에는 시원하게, 겨울에는 따뜻하게 전통차로 즐겼다. 따뜻한 성질이 있으며 신장, 심장, 폐에 효능이 있다. 열을 동반한 기침을 하거나 천식, 호흡곤란, 겉으론 열이 없으나 속이 뜨거운 실열(實熱)이 나는 증상을 치유한다. 눈을 밝게 해주고 장을 따뜻하게 하며 강장제로도 좋은 약재이다. 《본초강목》에는 오미자의 활용법과 효능을 설명하고 있는데, 보약으로 쓸 때는 익은 것을 쓰고, 기침에는 생것을 쓴다고 하였다. 또한 오미자의 신맛과 짠맛은 간으로 들어가 신장을 보하며, 맵고 쓴맛은 심장으로 들어가서 폐를 보한다고 했다. 단맛은 비장과 위장을 이롭게 한다고 밝히고 있다.

2) 백복령

술에 담갔다가 광명사(경련 발작을 진정시키는 광물질)와 합하여 사용한다. 능히 정을 간직하게 해준다.(《동의보감》, 동원, 탕액)

심이 허하여 몽설하는 것을 치료한다. 백복령을 곱게 가루 내어 매번 4전(15g)씩 미음에 타서 하루에 3회 먹는다.(《동의보감》, 직지)

소나무 뿌리에서 소나무의 정기를 받으며 자라 풍부한 유효 성분을 함유하고 있다. 가장 큰 약리 작용은 자양 강장이며 면역력 강화, 이뇨 및 진정, 혈당 강하 작용도 한다. 가래를 삭이고 정신을 안정시킨다. 병을 앓고 난 후 허약한 사람이나 만성 위장병 환자를 치료하는 약재로 이용된다.

3) 구기자

정기를 보하고 더해 준다. 환으로 만들어 먹거나 술에 담갔다가 먹는 것 모두 좋다.(《동의보감》, 본초)

구기자는 오랫동안 강장제로, 정수(精髓)를 보충하는 치유제로 민간에서는 구기자차와 구기자술을 상복해 왔다. 또한 장수의 명약으로 노화로 인해 나타나는 여러 증상을 개선하는 안티에이징(Antiaging) 식품이기도 하다. 시력이 약해졌을 때, 허리가 아프고 무릎에 힘이 없을 때, 신경 쇠약증으로 힘들 때, 마른기침이 나고 기운이 없고 몸이 허약할 때

구기자를 먹으면 좋다. 수면 장애, 심혈관 질환, 혈액 순환 장애에도 좋고 정액과 호르몬 분비를 촉진하는 식품이기도 하다.

4) 산수유

정을 보태 주고 더해 준다. 정을 간직할 수 있게 한다. 달여서 먹거나
환으로 만들어 먹는 것 모두 좋다.(《동의보감》, 본초)

산수유는 이른 봄 잎이 나기 전에 노란 꽃이 피고 8~10월에는 타원형의 열매가 달린다. 옛 풍속에 9월 9일 중구절에 산수유를 주머니에 넣어 차고 다니면 사악한 시운이 물러간다고 하였다. 늦은 가을과 초겨울에 열매가 붉어지면 채취하는데, 초겨울 서리를 맞은 것이 좋으며, 크고 육질이 두껍고 부드러우며 윤기가 있고 자홍색을 띠는 것이 좋다.

산수유 맛은 시고 떫으며 성질은 약간 따뜻하다. 간과 신장에 효능이 있다. 《동의보감》에는 신장을 튼튼히 하고 남성의 정액을 풍부히 생성하고 정력을 젊게 유지해 준다고 하였다. 허리와 무릎에 통증이 있거나 시릴 때 효능이 있고, 여성의 월경 과다 증상을 치료해 준다. 오줌이 잦은 증상도 낫게 한다. 먹는 방법은 끓는 물에 살짝 데쳐 씨를 제거하고 햇볕에 말린 후 달여서 먹거나 환으로 만들어 먹는다. 또 술을 담가 마신다.

5) 복분자

신장의 기가 허약해서 정액이 고갈된 상태를 치료한다. 술에 담갔다가 쪄
서 말려 가루로 만들어 가루 혹은 환을 만들어 먹는다.(《동의보감》, 본초)

복분자딸기는 장미과의 낙엽 관목으로 줄기에 나 있는 가시가 장미처럼 큰 것이 특징이다. 5~6월경에 꽃이 피고 7~8월경에는 붉은 열매인 복분자를 맺는데, 나중에는 흑색으로 변하기 때문에 먹딸기라고도 부른다. 한약재로 쓸 때에는 복분자가 녹황색으로 변할 때 덜 익은 걸 따서 사용한다. 다 익은 복분자는 식재료로 사용한다.

복분자는 단맛과 신맛이 어우러진 맛이며 성질은 따뜻하다. 간, 방광, 신장에 작용하여 오장을 두루 편안하게 한다. 남성의 성기능을 강화하고 여성에게는 임신을 도와주고 피부를 곱게 한다. 허약한 체질을 튼튼하게 하고 눈을 밝게 한다. 즙을 짜서 바르면 흰머리가 잘 생기지 않는다. 몸에 기운이 없어 무기력하고 눈이 침침할 때 먹으면 효과가 있다. 〈본초〉에는 복분자를 채취해 햇볕에 말렸다가 사용할 때 껍질과 꼭지를 제거하고 술로 쪄서 먹으면 신장의 정(신장의 정기)을 보충하고 소변 새는 것도 그친다고 했다. 말린 복분자를 가루나 환으로 만들어 먹으면 좋다. 방광에 열이 있는 사람은 먹지 않는다.

기를 통하게 하고 면역력을 높이는 음식
| 인삼/황기/생강/진피/차조기잎

《동의보감》에서 '기(氣)'란 생명을 활동하게 하는 에너지로 온몸을 돌며 각 장기를 기능하게 한다고 하였다. 정은 생명을 만드는 원천적 토대이며, 기는 살아 있게 하는 에너지이다. 사람이 살아 있다는 것은 기

가 모여 있는 것이며 기가 흩어지면 죽는다 했다. 기는 생명을 활성화하는 근원적 에너지이자 면역력이라고 할 수 있다. 기는 오장육부의 활동만이 아니라 감각을 주관하기도 한다. 기는 정에서 생성되는 것이지만 정, 기, 신이 서로 상호작용을 한다는 점에서 기는 정과 신의 뿌리이기도 하다.

《동의보감》에 따르면 기는 호흡 활동과 음식의 영양분에서 얻을 수 있다고 하였다. 하지만 기의 흐름에 문제가 생겨 원활하게 순환하지 못하면 병이 생기며, 모든 통증도 기가 막혀서 생긴다고 하였다. 나이 20세가 되면 기가 가장 왕성해지는데, 욕망을 적게 쓰고 수고로움을 적게 하면 기가 길어진다. 기가 상하거나 적어지면 몸이 약해지고, 몸이 약해지면 병이 나고, 병이 나면 생명이 위태로워진다. 따라서 기를 되살리는 음식을 통해 기 순환이 원활하게 이루어지도록 다스려야 한다.

1) 인삼

오장의 기가 부족한 것을 보한다. 또한 원기가 약한 것, 기력이 아주 미약하여 체질이 기운차지 못한 것, 원기가 허약해서 담이 성한 것을 다스린다. 달이거나 가루 내어 먹거나 달여서 고로 만들어 많이 먹으면 좋다.(《동의보감》)

인삼은 극동 지역에서 나는 두릅나무과 식물의 뿌리로 효능이 탁월하여 신이 내린 약초, 불로장생의 영약으로 알려져 왔다. 재배 인삼은 8

월에서 10월에 채취하고 산삼은 5월에서 10월에 채취하여 햇볕에 말려 사용한다. 땅에서 캐어 말리지 않은 것이 수삼(水蔘), 껍질을 벗기거나 벗기지 않고 햇볕에 말린 것이 백삼(白蔘), 수삼을 쪄서 말려 붉은 빛깔이 나는 것이 홍삼(紅蔘), 당(설탕, 꿀)으로 가공한 것이 당삼(糖蔘)이다.

예부터 우리나라 인삼은 약효가 탁월한 것으로 자자한데, 삼국시대에는 중국에서 귀한 선물로 인기가 높았으며, 다른 인삼과 구분하기 위해 '고려인삼'이라 칭했다는 기록이 있을 만큼 그 명성은 중국을 넘어 세계적으로 유명했다. 조선시대에는 다른 나라로 밀반출할 경우 목을 베는 형벌에 처해 지기도 할 만큼 소중한 약재로 취급했다.

인삼의 맛은 달고 성질은 약간 따뜻하며 독이 없다. 비장, 심장, 폐에 작용하여 몸속 진액을 만든다. 《동의보감》에는 인삼의 효능을 "마음을 진정시키며 가슴이 두근거림을 멎게 하고 심기를 잘 통하게 하며 기억력을 좋게 하고 잊지 않게 한다"라고 하였다. 또한 "눈을 밝게 하고 심장을 열어주며, 비위를 좋게 하고 위를 보호하여 음식을 잘 소화할 수 있도록 한다"라고도 기록되어 있다. 인삼은 노두(머리부분)를 제거하고 사용하며, 달이거나, 가루 내어 먹거나, 달여서 고로 만들어 많이 먹으면 좋다. 인삼은 좀이 잘 먹으므로 깨끗한 그릇에 밀봉해 두어야 한다.

2) 황기

탕액(《탕액본초》)에서는 "위기(衛氣)를 따뜻하게 하고 피부를 따뜻하게 하며 피부를 충실하게 한다. 또 능히 몸의 상중하(上中下)와 안팎(內外)

과 삼초(三焦)의 기를 보한다"라고 하였다. 동원(《동원십서》)에서는 "살찌고 흰데 기가 허약한 사람은 마땅히 황기를 많이 먹고, 얼굴이 푸르고 검은 사람, 기가 실한 사람은 절대로 써서는 안 된다. 달여서 탕으로 먹으면 좋다"라고 하였다.(《동의보감》)

황기는 산간 중턱에서 잘 자라는 여러해살이풀로 보통 3년 이상 된 뿌리를 캐어 껍질을 벗기고 말린 것을 약재로 쓴다. 봄과 가을에 뿌리를 캐어 노두와 잔뿌리를 제거하고 햇볕에 말려 사용한다. 인삼과 더불어 중요한 약재로 쓰이는 황기는 중국 당나라 선종의 부인이 탈진하여 인사불성이 되자 방 안에서 황기를 오래 달여 향기로 치료하였다고 전해진다.

황기의 맛은 달고 성질은 따뜻하며 무독하다. 비장, 위, 폐에 효능이 있다. 우수한 자양 강장제로 체력이 급격히 떨어지고 식은땀을 흘릴 때 닭과 황기를 함께 끓여 먹으면 기력이 보충된다. 만성 쇠약증, 발한, 심장 쇠약, 호흡 곤란에 약효를 보이며, 이뇨 작용, 소화 기능 회복, 혈액 순환에도 좋다. 면역력 강화, 이뇨 및 강심 작용, 피부 방어 기능도 있으며, 소갈, 부종, 종기 치료를 위한 약재로도 쓴다. 황기는 무르고 부드러우며 화살같이 생긴 것이 좋다. 부스럼에는 생것으로 쓰고, 폐가 허한 데는 꿀물을 축여 볶아 쓰며, 하초가 허한 데는 소금물을 적셔 볶아 쓴다고 하였다. 몸에 열이 심할 때에는 먹지 않는 것이 좋다.

3) 생강

단계(《단계심법》)에서는 "생강은 기를 흩는다"라고 하였다. 탕액에서

이르기를 "이 약은 능히 양을 행하여 기를 흩는다. 달여서 먹으면 좋다"라고 하였다.(《동의보감》)

생강은 생강과에 속하는 여러해살이풀로 대나무 잎과 비슷한 모양으로 자라며, 우리가 흔히 먹는 것은 뿌리줄기다. 우리나라 기후에서는 꽃이 피지 않으나 열대 지방에서는 8월에 잎집에 싸인 길이 20~25센티미터의 꽃줄기가 나오고 그 끝에 꽃이삭이 달리며 꽃이 핀다. 한방에서는 보통 뿌리줄기 말린 것을 약재로 쓴다.

생강의 맛은 맵고 독이 없으며 성질은 따뜻하다. 비장, 위, 폐에 효능이 있다. 위를 열어 주고 음식을 소화시키며 체내에 막혀 있는 담을 제거한다. 생강을 매일 조금씩 오랫동안 먹으면 맥기가 끊어진 것을 원활히 소통시키고 혈맥을 통하게 한다.

공자는 《논어》에서 생강을 끊이지 않고 먹었다고 하였고, 우리 선조들의 옛 문헌에도 조선 왕들이 즐겨 먹었다는 기록이 있다. 선조는 기침이 날 때 생강과 귤껍질을 함께 달여 먹었다고 하고, 영조는 감기 들었을 때 생강과 소엽으로 끓인 차를 마셨다고 하며, 현종은 가래와 기침을 치료하기 위해 생강즙과 배즙 등을 꿀에 섞어 먹었다고 한다. 《동의보감》에는 생강이 뭉쳐 있거나 끊어진 기를 원활히 통하게 해준다고 하였다. 생강을 차로 마시면 좋은데, 말린 생강을 곱게 갈아 뜨거운 물에 타서 마시면 효능이 좋다. 또는 생강을 저며서 물에 넣고 끓여 마셔도 좋다. 대추나 꿀을 넣어서 마신다.

4) 진피

기를 내린다. 또 기가 거꾸로 치미는 것을 다스린다.(《동의보감》)

탕액에서 이르기를 "가슴속의 체기를 잘 이끌고 또 능히 기를 더한다" 하였다. 만약 체기를 없애려면 귤껍질 3푼에 청피 1푼을 넣어 달여 먹는다.(《동의보감》, 본초)

귤나무는 제주에서 570년 전부터 재배되었고 그 열매인 귤은 오늘날 까지 대중에게 가장 사랑받는 과일 중 하나가 되었다. 고려시대에는 왕실에 공납하였다는 기록이 있으며 조선시대에는 약용, 생과용, 제사용으로 널리 쓰였다. 귤나무를 관리하는 관청까지 따로 있을 정도로 귤은 중요하게 취급되는 과일이었다. 진피는 잘 영근 귤나무 과실의 껍질을 말린 것으로 색깔은 어두운 황갈색이고 오목한 자국이 많다. 안쪽은 흰색 혹은 연한 회갈색인데 오래 묵은 것일수록 좋다.

진피는 매우 강렬한 특유의 냄새가 나며, 맛은 맵고 쓰며 성질은 따뜻하다. 비장, 폐에 효능이 있다. 기가 뭉친 것을 풀어 주고 비장의 기능을 강화하여 복부 창만, 트림, 구토, 메스꺼움, 소화불량, 헛배 부르고 나른한 증상, 대변이 묽은 증상을 치료한다. 해수, 가래를 없애 주며 이뇨 작용을 한다.

5) 차조기잎

귤껍질과 더불어 서로 기를 내린다. 마땅히 기병(氣病)을 치료하는 처

방 중에 많이 쓴다. 또 표면에 있는 기를 흩어지게 한다. 진하게 달여 먹는다.(《동의보감》, 본초)

차조기는 꿀풀과의 한해살이풀로 여름에는 잎과 줄기를, 가을에는 열매와 뿌리를 채취한다. 산속 풀밭이나 들에서 나며, 들깨와 비슷하지만 줄기와 잎이 자줏빛을 띠고 독특한 향이 있다. 소엽, 자소엽, 자소경 등으로 불리기도 했다. 중국 명의 화타가 수달이 보랏빛 풀을 먹고 과식으로 인한 복통이 사라지는 것을 보고, 생선을 먹고 복통을 일으킨 젊은이에게 차조기를 삶아 먹여 병을 고쳤다는 일화가 있다.

차조기의 맛은 맵고 성질은 따뜻하다. 비장과 심장, 폐에 효능이 있다. 《동의보감》에는 잎의 뒷면이 자줏빛이고 주름이 있으며 냄새가 매우 향기로운 것을 약으로 쓴다고 하였으며, 자줏빛이 나지 않고 향기롭지 못한 것은 들차조기 이므로 약으로 쓰지 않는다고 하였다.

차조기는 기운이 나게 하고 곽란과 각기 등을 치료하며 독감이나 오한, 천식에 사용한다. 마음을 진정시키고 폐와 장기를 윤택하게 하며 생선의 독을 없애는 효능이 있다.

가을이 시작되는 백로 전후에 차조기 잎을 채취하여 그늘에서 말린다. 불이 바로 닿지 않도록 하여 불에 쬐는데 뒤적거리지 말아야 한다. 향기가 나거든 오래 끓인 물을 병에 붓고 잎을 넣은 다음 병 주둥이를 꼭 막는다. 먹을 때에는 뜨겁게 하여 마신다. 차조기를 먹을 때는 잉어를 먹지 않는다.

마음을 다스리고 편안하게 하는 음식
| 천문동/석창포/연실

《동의보감》에서는 정(精), 기(氣), 신(神)을 생명의 3요소로 중요하게 다뤘지만 질병을 예방하거나 치료하기 위해서는 가장 먼저 마음을 돌보라고 강조했다. 보이는 병에 집중하고 마음을 다스리지 않는 것은 원인을 찾지 않고 겉만 치료하는 어리석은 일이라고 하였다. 몸과 정신을 하나로 다루는 통합적인 접근은《동의보감》의 핵심적인 사상이다.

"무릇 칠정(화, 기쁨, 근심, 생각, 슬픔, 놀람 두려움)과 육욕(六欲)은 마음에서 생기는 것이다.… 대개 마음은 물이 오랫동안 흔들리지 않고 맑은 상태로 그 밑바닥을 볼 수 있는 것과 같다. 이것을 영명(靈明)이라고 하니 마음을 차분히 다스리면 원기를 든든히 할 수 있고 그러면 병이 생기지 않으므로 오래 살 수 있다."

《동의보감》 양생법은 그 기본을 마음 수양과 섭생에 두고 치료는 그 다음 문제로 본다. 이번 에 다룰 음식은《동의보감》 양생법에 따른, 마음을 치유하고 정신을 맑게 하는 효과적인 음식이다.

1) 천문동

혼(魂)과 백(魄)을 편안하게 한다. 잘 놀래는 증세, 건망증, 전광증(지랄병)을 다스린다. 천문동의 심을 제거한 후 가루를 내어 매번 2전(7.4g)을 술과 함께 임의대로 먹는다. 오래 먹으면 좋다.(《동의보감》, 본초)

달면서도 쓴맛을 가진 천문동은 신경 장애나 불안증이 있을 때 꾸준히 섭취하면 정신이 맑아지고 몸이 편안해진다. 심신을 안정시키는 효능은 스테로이드와 아스파라긴산과 같은 유효 성분이 풍부하기 때문이다. 신장과 폐에 작용하여 소변이 잘 나오게 하고 기침과 숨이 찬 증상을 치료하는 약재로도 쓰인다.

2) 석창포

심공(명치)을 열어준다. 길게 자주 잊어버리는 것을 다스리며 지혜롭게
한다. 석창포와 원지를 취해서 곱게 가루를 내어 매번 1전(3.7g)씩 술과
함께 하루에 3회 먹는다. 사람의 귀와 눈을 총명하게 하여 밖으로부터
안을 들여다볼 수 있으며 천리 밖의 일도 볼 수 있다.(《동의보감》, 천금)
전간(지랄병)을 치료한다. 석창포를 취해서 가루 내어 8g을 돼지심장
달인 물에 타서 공복에 먹는다.(《동의보감》, 정전)

석창포는 독특한 향을 내는 방향성 식물로 주로 계곡의 바위에 붙어서 살며 긴 잎이 벼과식물과 비슷하다. 가을에 채취하여 줄기와 잎, 수염뿌리 등을 제거하고 깨끗이 씻어 10센티미터 전후로 잘라서 햇볕에 건조해 약재로 사용한다.

석창포의 맛은 맵고 쓰며 성질은 따뜻하고 무독하다. 간, 신장, 위에 효능이 있다. 정신을 맑게 하고 마음을 안정시키며 건망증, 불면증, 이명증을 완화한다. 소화액 분비를 촉진하고 진통 효과가 있으며 건망증, 귀

먹은 데, 목 쉰 데에도 쓴다. 항균 효과가 있어 부스럼, 습진 등에도 사용한다. 석창포를 달인 탕약이 암세포를 제거한다는 연구 결과도 있다.

3) 연실

신을 기른다. 많이 먹으면 노여움이 그친다. 사람을 기쁘게 한다. 오랫동안 먹으면 마음이 즐거워진다. 죽을 만들어 장복하면 좋다. 석연자의 검은 껍질을 제거하고 살을 취하여 사기 양푼에 담아 말려서 문지른 다음 물에 담가 위에 뜨는 붉은 껍질을 제거한다. 푸른 심만 가루로 만들어 용뇌(약재의 한 종류)를 조금 넣고 더운 물에 타서 먹으면 마음이 편안하고 신이 맑아진다.(《동의보감》, 본초)

연실은 사람에게 매우 유용한 식물로 연근, 연잎, 연실 등 많은 부분을 약용으로 활용할 수 있다. 《본초강목》에 따르면, 연실은 심신의 기력을 회복시키고 몸을 가볍게 한다고 했다. 특히 진정 작용이 뛰어나 스트레스나 신경과민, 우울증, 불면증에 효능을 보인다. 마음의 병으로 일상생활이 어려울 때 연실로 밥이나 죽을 만들어 먹으면 마음이 안정되고 기력을 되찾을 수 있다.

Chapter 5

자연의 선물, 약재

공진단 | 온갖 질병을 예방하고 노화를 억제하는 황제의 보약

공진단은 원기 보충이 필요할 때 복용하는 한의학상의 처방이다. 황제들의 보약이라고도 불렸으며 중국 원나라 때 명의였던 위역림이 처음 만들어 황제에게 바쳤던 약이다. 공(拱)은 '공손하게 두 손을 마주 잡는다', 진(辰)은 '북두칠성'이라는 뜻이다. 즉, '뭇 별이 북극성을 향하듯이 사방의 백성이 천자의 덕에 귀의하여 복종한다'는 뜻이다.

찬 기운은 위로 올리고 열은 아래로 내리는 수승화강(水升火降)이 공진단의 치료 목표이다. 불의 성질을 가진 심장과 물의 성질을 가진 콩팥의 균형이 파괴되면 만병의 근원이라고 불리는 상열하한, 즉 얼굴 쪽은 열이 오르고 배와 팔다리는 차가워지는 증상이 일어난다.

정상적인 신체의 조화와 균형 시스템은 위로 올라와 심장의 양기가 과열되지 않도록 억제하는 신장에서 데워진 음기와 아래로 내려와 신장

의 음기를 데우는 심장에서 나온 양기가 조화하는 수화상제(水火相濟)이
다. 신장에서 데워진 음기와 심장에서 나온 양기가 만나면 심신불교(心腎
不交)에 이르게 되어 신체 내 균형이 파괴된 상태가 되는데 공진단은 심장
의 열기를 아래로 내리고 신장의 차가운 음기를 데워 위쪽으로 상승시키
는 수승화강(水升火降)을 하게 되어 심장과 신장의 균형이 회복을 돕는다.

《동의보감》에 따르면 어지럽고 얼굴에 핏기가 없으며 허리와 다리가
시리고 저리며 잘 보이지 않는 데 쓴다. 빈혈, 만성 소모성 질병, 임포텐
스(impotence) 등에도 쓸 수 있다고 한다. 머리를 너무 많이 써서 열이 올
라 두통이 올 때도 효과적이다.

⑴ 약재: 사향 20g, 녹용 160g, 인삼 160g, 산수유 160g, 당귀 160g
⑵ 조제법: 녹용(鹿茸: 버터를 발라서 구운 것), 당귀(當歸), 산수유(山茱萸) 각
　　　　160g, 사향(麝香: 따로 간 것) 20g을 가루 내어 술을 넣어서 쑨 밀
　　　　가루풀에 반죽하여 오동나무 씨앗 크기로 빚는다.
⑶ 복용법: 한 번에 70~100환씩 데운 술이나 연한 소금물로 먹는다.
⑷ 용도: 사향과 녹용을 조화롭게 배합하여 머리에 몰린 양기를 흩어버리고
　　　　생명의 에너지를 신장에 보충하는 데 쓴다.

경옥고 | 음기를 보충하고 폐를 윤택하게 하는 연년익수 보약

이 처방은 모든 피로·백발(白髮)·치한(齒寒)·익수(益壽)·사지마비·

해수(咳嗽) 등에 응용한다. 이 처방은 중국의 《의학입문》에서 첫 기록을 살펴볼 수 있으며, 우리나라에서는 《동의보감》《제중신편》《방약합편》 등에 기록되어 있다. 처방은 생지황 9,600g, 인삼 900g, 백복령 1,800g, 백밀(白蜜) 6,000g이며 1회의 고(膏)를 만드는 데 많은 분량의 약재가 들고 만드는 과정이 까다로운 것이 특징이다.

이 처방에 천문동·구기자 각각 600g을 더하면 기침에 한층 더 좋은 '익수영진고(益壽永眞膏)'가 된다. 처방의 내용으로 보아 경옥고의 효능은 생지황과 인삼의 효과라고 인정되며, 중년 이후에 이 처방의 복용은 건강을 지키는 데 의미가 있다고 하겠다.

우리 선인들은 양생법(養生法)의 하나로 생명의 연장과 무병장수 할 수 있는 처방을 끊임없이 연구해 왔는데, 그중 가장 고귀한 약재로 만들어지는 경옥고를 활용하였다.

따라서 전정(塡精), 즉 정이 허한 것을 충전시켜 주며 아울러 뇌척수·골수를 보하여 주고, 음기(陰氣)와 양기의 이론적 모체를 조절하고 타고난 성(性)을 길러주며, 장복하면 젊어지며 백손(百損)을 보하고 백병을 없애 준다고 기록되어 있다.

《동의보감》에는 경옥고의 효험을 과장하여 27년을 먹으면 360세를 살고 64년을 장복하면 500세를 살 수 있다고 하였다. 예로부터 경옥고는 우리나라에서 매우 귀중한 약으로 알려져 있었고, 지금도 많이 이용되는 처방이다.

(1) 약재: 생지황 9,500g, 인삼 900g, 백복령 1,900g, 졸인 꿀 6,000g

(2) 조제법: 생지황을 짓찧어 짜서 즙을 내고 인삼과 백복령은 가루내어 졸인
꿀에 갠다. 그리하여 사기항아리에 넣고 기름종이로 싼 다음 김이
새어 나가지 않게 마개를 잘 막는다. 이것을 물이 든 솥에 넣고 물
을 계속 보충하면서 24시간 동안 달인 다음 꺼내면 약엿이 된다.

(3) 복용법: 약엿을 한번에 30~60g씩 따뜻한 술 또는 물에 타서 하루 2~3번
식사 후에 먹는다.

(4) 용도: 전신보혈강장작용, 강심작용을 한다. 빈혈을 포괄하는 각종 만성소
모성질병, 만성위강질병, 심장쇠약 등에 쓴다.

우황청심원 | 중풍·고혈압·화병의 예방과 치료에 탁월한 묘약

송나라 때 《증주태평혜민화제국방(增註太平惠民和劑局方)》과 명나라
때 《고금의감(古今醫鑑)》에 수록되었고, 그 뒤 《의학입문》에 인용되었다.

우리나라에서는 1613년(광해군 5) 허준(許浚) 등에 의하여 간행된 《동
의보감》잡병편 풍(風)의 항목에 수록된 이래 조선 초기까지는 궁궐에서
만 사용되던 것이 중국에 선물로 주는 친교약으로까지 사용하던 명약
이 되었다.

그 뒤 계속하여 연구가 진행되고 임상적으로 우수한 효과가 입증되
면서 우리 고유의 처방으로 발전되었다. 이 처방은 또한 《의종손익(醫宗
損益)》과 《제중신편(濟衆新編)》 및 《방약합편(方藥合編)》에서도 구급약으로
기재되어 있다.

현재 우리나라에서 사용되고 있는 우황청심원의 구성생약은 사향(麝香)·우황(牛黃)·서각(犀角)·대두황권(大豆黃卷)을 합쳐서 30종류로 되어 있고, 중국성약(中國成藥) 및 북경·남경·홍콩산은 우황 외 5종, 우황 외 10종, 당귀(當歸) 외 9종 등으로 한국산과는 판이하게 다르며 물론 약효도 다르다.

처방의 구성과 임상약효로 보아서는 국산이 가장 우수하다고 보며, 현재 홍콩에서 밀수입되는 것은 대부분이 위조품이라고 보면 된다.

《동의보감》에 기재된 본방의 약효를 보면 졸중풍(卒中風)에 인사불성하고 담연(痰涎: 가래)이 옹색하고 입과 눈이 비뚤어지고 손과 발을 마음대로 움직이지 못할 때 쓰며 최근에는 고혈압·협심증·조현증(調絃症, 정신분열증)·신경과민증·신경성불안증 등에도 이용되고 있다.

우황청심원은 명방(名方)이나 처방 중의 사향·우황의 진품을 얻기가 힘들고, 자연보호로 인하여 원자생지(原自生地)에서 원료를 구하기가 힘든 것이 가장 큰 문제라 할 수 있겠다.

(1) 증세: 졸중풍(卒中風)에 인사불성(人事不省)이 되고 담연(痰涎)이 막혀서 정신(精神)이 혼모(昏冒)하고 말하기가 건삽(蹇澁)하고 입과 눈이 비뚤어지고 손과 발이 불수(不隨)되는 등의 증세를 치료한다.

(2) 처방: 산약(山藥) 7돈(26.25g), 감초초(甘草炒) 5돈(18.75g), 인삼(人蔘)·포황초(蒲黃炒)·신국초(神麴炒) 각 2돈반(9.38g), 서각(犀角) 2돈(7.5g), 대두황권초(大豆黃卷炒)·육계(肉桂)·아교초(阿膠炒) 각 1돈7푼반(6.56g), 백작약(白芍藥)·맥문동(麥門冬)·황금(黃芩)·당귀(當歸)·방

풍(防風)·주사수비(朱砂水飛)·백출(白朮) 각 1돈반(5.63g), 시호(柴胡)·백복령(白茯苓)·길경(桔梗)·행인(杏仁)·천궁(川芎) 각 1돈2푼반(4.69g), 우황(牛黃) 1돈2푼반(4.69g), 영양각(羚羊角)·사향(麝香)·용뇌(龍腦) 각 1돈(3.75g), 웅황(雄黃) 8푼(3g), 백렴(白斂)·건강포 각 7푼반(2.81g), 금박(金箔) 120쪽을 가운데 40쪽으로 겉을 입혀서 가루로 만든다.

(3) 복용법: 대추 20개를 쪄서 살안을 내서 대추 고약과 섞고 달인 꿀을 고루 넣어 섞은 것 매 1냥(37.5g)으로 10알로 만들어 매 1알을 더운물로 삼켜 복용한다.

오과차 | 노인·소아·허약자의 감기·천식 예방약

오과차(五果茶)는 호두, 밤, 은행, 대추, 곶감, 생강을 짓이겨 두었다가 달인 한국의 전통차이다. 감기에 자주 걸리는 사람에게 효과적이고 허약 체질을 개선시킨다. 오과차에는 주로 호두와 은행, 생률(밤), 대추가 10개 정도씩 들어가는데 생강은 맛이 강하므로 1개만 넣는다.

(1) 증세: 신체가 약하여 종종 감기에 걸린다거나 잦은 기침을 할 때 끓여 마시면 좋은 효과를 볼 수 있다.

(2) 처방: 대추 20g(8개), 인삼 20g(1뿌리), 마른 귤껍질 10g, 물 4L(20컵), 잣 1큰술, 황률 (말린밤) 30g(10개), 통계피 20g

(3) 복용법: 향이 강하므로 부담스러운 사람은 꿀을 타서 섞어 마시는 것도 좋은 방법이며, 감기에 걸린 상태가 아니라면 생률보다는 황률이라는 말린 밤인 사용하는 것이 몸에 더 좋다고 한다.

생맥산 | 맥을 살리는 묘약, 더위를 이기게 하는 청량음료

생맥산은 기가 부족해 저절로 땀이 나고 열로 인해 체액이 소모되어 갈증이 날 때 쓰는 처방으로 폐에 작용한다. 폐는 '기'(氣)를 주관하는데 화열이 폐를 상하면 원기가 상하여 기의 소통이 단절되어 권태로워진다. 또 폐금(오행으로 폐는 '금'에 속함)이 심화(오행으로 심은 '화'에 속함)의 제재를 받으면 생수작용을 할 수 없으므로 갈증이 나고 허화가 폐에 오르면 기침을 하게 된다. 아울러 폐는 피부와 털을 주관하므로 허해지면 땀을 많이 흘리게 된다.

대장은 진액을 주관하는데 폐(금)와 심(화)이 원활하지 못해 진액이 고갈되면 더운 여름에 땀을 많이 흘리고 만성질환의 특징인 무기력, 갈증, 현기증, 호흡촉박, 호흡곤란 등이 오게 된다. 이때 생맥산을 쓴다. 이 처방은 인삼과 맥문동이 주가 되고 오미자를 배합하고 있다.

주약인 맥문동은 다량의 포도당과 점액질을 함유하고 있어 자양강장 하여 진액을 보충하는 동시에 강심·혈압상승작용을 한다. 보기작용을 하는 인삼은 중추의 흥분, 뇌하수체와 부신피질을 자극하며 강심·혈압상승 등의 작용이 있어 쇼크 상태를 개선하면서 항인작용을 하여 체내의 수분을 보호·유지한다. 또 소화흡수를 촉진시켜 전신의 기능을 높인다. 생진지한의 오미자도 중추의 흥분, 강심작용 및 자양효과가 있어 땀을 멎게 하여 진액을 유지시킨다.

맥문동과 오미자는 자윤작용(체액을 보충하여 윤택하게 하는 치료방법)이 있어 기도점막을 건조하지 않게 해주므로 여름에 물 대신 이용해도 매우 좋다.

(1) 증세: 《사상체질의학론(四象體質醫學論)》의 서증문(暑證門)에서도 생맥산을 소개하였는데, 번갈(煩渴)·중서(中暑)에 쓰며 여름철에 끓인 물 대신 생맥산을 복용하면 기가 솟는다고 하였다.

(2) 처방: 맥문동 80g, 인삼 40g, 오미자 40g, 꿀 적당량, 물 3L

(3) 복용법: 생맥산에 황기(黃)·감초(甘草) 각 4.0g을 가하든지 혹은 황백(黃柏) 1.0g을 배합하여 마시면 사람으로 하여금 기력이 용출하고 생기가 돈다고 하였다. 또, 향유·백편두를 가하면 여름철 더위를 방지할 수 있다고 한다.

쌍화탕 | 몸의 균형을 잡아주는 효능이 탁월한 피로 회복제

《동의보감》 잡병편(雜病篇) 허로(虛勞)의 항에 기술되어 있고, 《의문보감(醫門寶鑑)》 권2 허손편(虛損篇)에 전재되어 있다. 그 밖의 의서에 기재된 쌍화탕은 《동의보감》에서 다시 발췌하여 인용된 것 같다.

쌍화탕은 동양의 여러 나라 중 유독 우리나라에서만 빛을 보고 있으며, 요즈음에는 마치 민족 고유의 처방인 양 발전되어왔다. 조선 후기 양반들이 보약으로서 조석으로 쌍화탕을 마셨다고 하며 지금도 애용자가 많다.

처방은 비교적 간단한데, 군약(君藥)은 백작약(白芍藥) 9.0~10.0g, 신약(臣藥)은 황기(黃芪)·천궁(川芎)·숙지황(熟地黃) 각 4.0g, 계피(桂皮)·감초(甘草) 각 3.0g, 강(薑) 3g, 조(棗) 2g이다.

주로 쓰이는 곳은 심력(心力)이 피로하고 기(氣)와 혈(血)이 모두 손상되었거나 또는 방사(房事)한 뒤에 노역(勞役)하고 노역한 뒤 방사하는 증(症) 등이며 큰 병을 앓고 난 뒤에 허로(虛勞)하고 기가 모자라며 땀이 나는 경우도 효험이 있다.

쌍화산(雙和散)이라고도 하며 이중탕(理中湯)에 사물탕(四物湯)을 합쳐 처방을 만든 것이다. 제방(諸方)에는 대병후(大病後)의 기(氣)가 모자랄 때 가장 효과적이라 하였다. 처방의 조성(組成)으로 보아 쌍화탕은 감기약이 아니며, 성교 전이나 성교 후에 피로가 겹칠 때 이상적인 약이라 생각된다.

(1) 약재: 가작약 10g, 황기 4g, 당귀 4g, 숙지황 4g, 천궁 4g, 계피 3g, 감초 3g, 생강 3쪽, 대조 2개.

(2) 조제 및 복용법: 위의 약을 물에 달여 식후에 먹는다. 하루 2첩

(3) 용도: 기와 혈을 함께 보한다. 허로손상으로 기혈이 몹시 허해진 때 혈기와 신정이 모자라 감기에 자주 걸리고 그것이 잘 낫지 않으면서 오래 끌

때, 자주 식은땀이 날 때에 쓴다.

구선왕도고 | 면역력을 증가시키고 비만을 방지하는 임금님의 떡

구선왕도고(九仙王道糕)는 비위를 조화롭게 하고 원기를 보익(補益)하는 대표적인 식치 음식이다. 인조가 초년에 얼굴빛이 검고 음색이 희미한 증세를 보이자 문안한 신하들은 모두 폐위(肺胃)가 허약하기 때문이라고 진단하고 구선왕도고를 자주 진어했다.

구선왕도고는 민간에도 널리 퍼져 19세기 편찬된 《규합총서》에 그 제법이 자세히 나와 있다. 각종 약재를 쪄서 가루를 만든 다음 이를 가지고 죽을 쑤거나 떡을 만들거나 다양한 방법으로 이용했다. 특히 밤이나 아침에 허기가 들 경우, 소화에 대비해 일종의 죽의 형태로 만들어 먹는 경우가 많았다. 영조는 개인적으로 떡을 싫어하여 구선왕도고도 떡보다는 죽의 형태를 좋아했다.

(1) 약재: 멥쌀가루 8컵, 소금 1큰술, 구선왕도고 가루(백봉령, 산약, 맥아, 백변두, 연자육, 율무, 능인, 시상, 검인 등) 8큰술, 물 10~11큰술 정도, 설탕, (고명; 잣, 호박씨, 대추)

(2) 복용법: 구선왕도고는 율무와 맥아초, 백편두초, 검인, 시상을 가루로 만들어 설탕, 멥쌀가루와 잘 섞고 물에 내려 떡을 찐다. 이 찐 떡을 설기처럼 그냥 잘라 먹어도 좋고 오래 저장해서 먹으려면 햇볕에 말려

가루로 빻아 냉동고에 두었다가 아침식사 대용으로 죽을 쑤어도 좋고 미숫가루로 물이나 우유에 타서 마셔도 좋다.

(3) 용도: 정신을 기르고 원기를 부양하며, 비위를 건강하게 하고 음식을 증진시키며 폐병을 보하고 기육을 낫게 하며 습열을 없앤다.

영지버섯 | 면역 기능을 돕는 보익 강장약

영지(靈芝)는 오래 복용하면 몸이 가벼워지고 수명을 연장 시킨다고 해서 불로초로 알려져 있다. 차갑지도 따뜻하지도 않은 성질이며, 오장의 기를 보하는 등 인삼과 비슷한 보익 효능을 가지고 있다.

진나라가 망하고 유방이 항우를 물리치고 세운 것이 한나라인데, 《한서(漢書)》〈무제기(武帝紀)〉에 궁중에 영지가 들어왔기 때문에 천하태평 길조의 징표라 하여 축제를 벌이고 대사면령을 내렸다는 기록이 있다. 이는 영지가 얼마나 대단한 약초이며 그것을 구하기가 얼마나 어려웠는지 알 수 있다. 영지의 별명으로 불로초·만년버섯·선초·지초 등이 있는데, 열대 아열대 지방에서 잘 자란다고 한다.

오래 복용하면 몸이 가벼워지고 수명을 연장 시킨다고 해서 불로초로 알려져 있고 오장의 기를 보하는 등 인삼과 비슷한 보익 강장 효능이 있다. 달고 쓴맛에 약간 서늘한 성질이며 정기를 보태주어 허약해진 몸을 보하고 귀가 잘 들리지 않는 이롱(耳聾)을 치료하며 얼굴색을 좋게 한다. 정신을 안정시키므로 잠이오지 않는 경우에 좋고, 기침과 천식을 치료하며 소화가 되지 않는 경우에도 좋다. 그리고 뼈와 근육을 단단하게 하며 관절을 이롭게 하는 효능도 있다.

영지버섯에는 청·적·황·백·흑 및 자색의 6가지가 있는데 색에 따라 맛과 보하는 장부가 다르다. 특히 적색과 자색의 영지가 효능이 뛰어나다고 한다.

한의학에서는 만물을 5가지로 나누어 오행과 연관을 짓는데, 색도 마찬가지로 5색이 오장과 결부되고 5미와 연결된다.

청지(靑芝)는 신맛으로 간장을 보하며 눈을 밝게 하는 효능이 강하고 잊어버리지 않게 하며 의지를 강하게 해준다. 적지(赤芝)는 쓴맛으로 심장을 보하며 가슴에 맺힌 것을 풀어주고 지혜를 더해주는 효과가 크다. 황지(黃芝)는 단맛으로 비장을 보하여 뱃속의 악한 기운을 치료하는 효력이 강하고, 백지(白芝)는 매운맛으로 폐를 보하여 기침·천식을 치료하는 효과가 크다. 흑지(黑芝)는 짠맛으로 신장을 보하여 소변을 잘 나오게 하는 작용이 크고, 자지(紫芝)는 단맛이며 정기를 보하여 귀를 밝게 하고 관절을 이롭게 하며 뼈와 근육을 튼튼하게 하고 안색을 좋게 하는 효과가 있다.

동맥경화를 억제하며 혈압과 콜레스테롤을 떨어뜨리고 심장 기능을 강화시켜 고혈압·심장병·고지혈증 등에 좋다. 또한 마늘과 마찬가지로 혈압이 높고 낮은 상이한 경우에도 효과적이다. 면역 기능을 강하게 해서 기침·천식 등에도 효과가 있는데, 특히 노인의 만성 기관지염과 천식에 좋다. 그 밖에 이뇨·진통·진정 및 간장병에 좋고 항암에도 효과가 있다는 연구 결과가 있다.

폐암을 비롯한 각종 암에 효과가 있는데, 베타글루칸이라는 다당제가 들어 있어 면역력을 촉진하여 암세포를 억제하는 효과를 나타낸다. 베타글루탄은 암세포를 직접 공격하는 것이 아니고 면역세포를 활성화시켜 암세포의 증식을 억제하는 것이다.

영지에는 라이신·히스티딘·시스테인 등의 아미노산을 비롯하여 비타민 B·C·철·칼슘·아연 등의 성분이 들어 있고 몸에 별다른 부작용을 주지 않는다. 달여서 차로 마시거나, 가루를 내어 먹거나, 술에 담가 마셔도 좋다. 위장병을 오래 앓고 있는 경우에는 영지를 잘게 부수어 오래된 술에 담가 먹으면 된다.

마 | 신장과 비장을 동시에 보강하는 퇴계의 음식

덩굴식물 중 대단한 약으로 마(薯, 서)가 있다. 우리나라 각 지방에서 자라며 재배도 해왔는데, 흉년에 구황식물로 먹었다. 성질이 온화하고 감미로워 먹기도 좋아 뿌리를 캐 쪄 먹거나 가루를 내어 국수를 만들어 먹었다.

마에 관련된 재미난 얘기가 있다. 백제의 가난한 총각이었던 서동(薯童)이 선화공주가 절세의 미인이라는 소문을 듣고 신라에 가서 아이들에게 부르게 한 향가가 〈서동요(薯童謠)〉이다. "선화공주님은 밤마다 서동을 찾아간다네"라는 노래가 서라벌에 퍼지게 되자 진평왕은 귀여운 셋째 딸을 왕궁 밖으로 내쫓을 수밖에 없었고, 서동이 공주를 모시기로 해서 친해져 혼인까지 하게 되었다. 이때 서동이 아이들에게 나눠준 것이 마로, 맛이 좋았기에 아이들은 시키는 대로 노래를 불렀던 것이다.

서동은 공주가 쫓겨 나올 때 왕비가 준 많은 금은보화를 활용해서 크게 성공하여 결국 백제의 무왕이 되었다. 서동은 마를 캐 팔아서 먹고 살아 늘 등산을 했을 것이며 깊은 산속의 좋은 약이 되는 음식을 많이 먹었을 것이므로 건강한 요즘의 꽃미남 이었을 것 같은 생각이 든다.

서동은 원래 백제의 왕자인 부여 장(夫餘 璋)이었는데, 복잡한 사정으로 궁 밖에 나와 살게 되었지만 어려서부터 재주가 뛰어나고 도량이 넓었다고 전해진다. 하지만 사실 이 얘기는 전설이고, 실제로는 선화공주가 백제의 왕자와 정략결혼을 한 이야기다.

옛날에 강한 나라의 침략을 받은 나라가 전투에서 크게 패하여 몇 천의 인마만 남아 산속으로 도주했다. 산세가 험하여 강국의 군대는 추격하지 못하고 산 주위를 포위하고는 약소국의 패잔병들이 항복하기를 기다렸다.

몇 달이 지나 양식이 떨어질 때가 되었지만 미동이 없었고, 8개월이 지나자 강국의 장군은 약소국의 장졸 대부분이 굶어 죽었거나 겨우 연명하고 있을 것이라 판단해 긴장을 풀고 매일 음주가무를 즐기며 지냈다. 어느 날 밤 강국의 군대가 잠에 취해 있을 때 돌연히 산속에서 약소국의 군대가 말을 타고 힘차게 내려오니, 강국의 군대는 크게 패하여 도망치고 말았다.

장졸들은 먹을 것이 떨어져 굶어 죽을 지경에 이르자 산속에 자라는 풀의 뿌리줄기를 캐어 먹었는데, 맛이 괜찮고 허기도 없어져 매일 먹었고 말에게는 그 잎을 먹였다. 목숨을 구하고 큰 승리를 얻게 해준 그 풀을 산속에서 양식을 찾다가 우연히 만났다는 뜻으로 산우(山遇)라고 지었다

이때부터 음식으로 먹게 되었는데, 계속 먹어보니 양식과 마찬가지로 기운을 내게 할 뿐만 아니라 비·위장을 튼튼하게 하고 폐와 신을 보충하는 효능이 있다는 것을 알게되었다. 그래서 산약(山藥)이라는 이름으로 바뀌었는데, 산에 나는 토란 같다고 산우(山芋)라고 불리기도도 한다.

마는 중간 성질로 신장의 음기를 보충하는 보약이다. 허약하거나 과로한 몸을 회복시키는 효과가 크고, 열이 조금씩 오르는 것을 내려준다. 특히 심한 만성 허약성 질병으로 난치에 속하는 오로·육극(六極)·칠상을 치료한다고 했으니 이는 최고의 보약이자 자양 강장제라 할 수 있겠다.

마를 꾸준히 오래 복용하면 귀와 눈이 밝아지고 몸이 가벼워지며 허기를 몰라 장수하게 된다고 했으니 노화 방지약이다. 피로하고 수척할 때 죽으로 끓여 먹으면 좋다. 이렇듯 마는 산에서 나는 뱀장어라는 별명이 붙을 정도의 자양 강장제인 것이다. 소화 기능이 약할 때 인삼과 같이 달여 먹으면 생기를 얻고 식욕이 증진되며, 설사로 기운이 떨어질 때 볶아서 가루로 만든 뒤 미음으로 먹으면 좋다.

마에는, 전분·단백질·지방을 비롯하여 알칼로이드인 디오스코린·사포닌·타닌·콜린·글리신·세린 등이 들어 있고, 비타민과 철분·칼륨·마그네슘 등의 미네랄도 들어 있다. 동물실험에서 관상동맥 확장 및 관상동맥 혈류량 증가·장관 활동 자극·혈당 강하·항노화 작용 등이 밝혀졌다.

마가 얼마나 좋은 약이 되는지는 이황 선생의 《활인심방(活人心方)》에

서 보양 음식으로 꼽힌 것으로도 잘 알 수 있다. 퇴계는 많은 음식들 중 8가지를 보양 음식으로 선정했는데, 그중에 마로 만든 음식이 3가지나 된다. 한의학에서 신장은 선천의 근본이고 비장은 후천의 근본으로 여겨지는 데 마는 신장과 비장을 둘 다 보양하기 때문에 3가지나 택한 것으로 보여진다.

마는 비·위장을 건실하게 보강하며 신장의 정기와 폐의 기를 보익하는 효능도 있다. 한의학에서 면역 기능과 관계있는 장기는 폐·비·신이므로, 마는 면역 기능을 강하게 하는 효능이 있고 노화를 억제하는 장수 식품이 되는 것이다.

마는 비·위장과 대·소장을 튼튼하게 하는 효과가 매우 크다. 비·위장이 허약하여 음식을 잘 먹지 못하고 권태감·무력감이 있는 경우에 좋고, 설사와 이질을 멎게 하기 때문에 허약해서 생긴 설사를 낫게 하는 처방에는 반드시 들어간다. 마의 끈적끈적한 점액질에 뮤신·아밀라아제 등의 소화 효소가 들어 있어 단백질·녹말의 소화를 돕고 위벽을 보호해 준다.

또 폐의 음기를 보해 폐의 허약으로 인해 생기는 기침·가래·천식의 치료에도 활용된다. 특히 소갈병, 즉 당뇨병의 치료에도 활용되고 있는데, 혈당을 떨어뜨리고 인슐린의 분비를 촉진하는 작용이 입증되었다. 또 피부와 모발에도 윤기를 주고 신장의 정기 부족으로 인해 허리통증, 하체에 힘이 없을 때, 정신력이 나약해져 건망증이 자주 나타낼 때 장복하면 치유됨과 동시에서 근육과 골격에도 힘을 얻게 된다.

신장의 정을 보충해 주어 정력제로도 매우 좋은 효과를 낸다. 끈적

끈적한 점액질인 뮤신이 정액을 보충해 주며 정자의 주요 성분이 되는 아르기닌도 들어 있어 음경의 발기에 중요한 작용을 하는 산화질소의 원료가 된다. 몸에서 정액이나 소변이 새어나가는 유정, 소변을 찔끔거리는 유뇨는 물론 소변빈삭·요실금에도 효과적이다.

마는 조선의 왕과 중국의 황제가 자주 먹었다. 비·위장을 건실하게 하고 면역 기능을 돕는 처방으로 조선 왕실의 구선왕도고, 청나라 황궁의 청궁팔선고(淸宮八仙糕)와 건륭팔진고(乾隆八珍糕)라는 떡이 있었는데, 떡 처방에서 중심 역할을 하는 약재가 바로 마이다.

《조선왕조실록》에 관노(官奴)의 아들이 마를 캐어 임금께 진상하고 벼슬을 받았다는 기록도 있다. 〈숙종실록〉(1689년 1월 18일)에 "이동영이라는 사람이 마를 진상하고 영릉참봉에 제수되었다"는 내용이 나온다. 그런데 신하들은 신분이 천한 관노의 아들이 상은(上恩)을 바라고 한 처사라고 반대하니, 참봉이 아닌 다른 상당한 자리로 옮기게 했다고 한다. 당시 숙종이 29세였으니 아직 한창 나이였고 이미 부왕과 모후도 세상을 떠난 뒤였으므로 귀한 약재가 매우 절박한 상태는 아니었던 것으로 보이는데, 공이 가상하여 최말단 벼슬인 종9품 참봉을 제수했던 것으로 여겨진다.

마와 비슷한 약초로 마과에 속하는 얌(yam)이 있다. 2008년 베이징 올림픽에서 100m 세계 신기록으로 금메달을 획득한 것을 시작으로 올림픽 3회 연속 100m·200m·400m 계주 3개 종목에서 3관왕을 차지하는 등 8개의 금메달로 역대 올림픽 최다 금메달 타이기록을 세웠던 육상 황제로 불리우는 총알탄 사나이 우사인 볼트!! 그가 즐겨 먹었던 것이 바로 얌이다. 인구 260만 명에 불과한 조그마한 나라인 자메이카의 육상팀이 남녀 단거리 종목의 금메달을 석권한 요인 중에는 얌을 먹는 것이 있을 만큼 그들은 얌을 즐겨 먹는다.

얌은 단백질 함량이 50퍼센트가 넘어 콩보다 많고 베타카로틴이 유해산소를 제거해 항산화 작용을 한다. 전분과 칼륨을 많이 함유해 운동선수에게는 필수 영양소나 다름없다. 전분은 뛸 때 필요한 에너지를 주고 칼륨은 운동 중 다리근육에 경련이 나는 것을 막고 근육과 신경이 원활하게 작동할 수 있게 해준다. 특히 육상선수들이 필요로 하는 폭발적인 스피드를 내는 데 큰 도움을 준다. 우리나라와 중국에서 나는 마는 단백질 함량이 3퍼센트 정도로 얌과 비교하는 것은 조금 무리가 있다.

그 외 유카(yuca)라는 뿌리채소가 있는데 세계 3대 장수촌인 에콰도르의 빌카밤바 사람들이 즐겨 먹는다. 겉이 갈색이고 속은 흰색으로 우리나라의 마와 비슷하다. 삶아 먹거나 과자·빵으로 만들어 먹기도 하고, 막걸리처럼 발효시켜 술을 만들어 마시기도 한다.

노인들에게 마가 좋은 것임에 틀림없지만, 몸에 습기가 많아 잘 붓거나 소화가 잘되지 않고 속이 더부룩하며 체한 경우에는 기가 소통되지 못하고 막혀 병증이 유발될 수 있으니 생으로 먹지 말고 굽거나 삶아서 먹어야 한다. 또한 마는 설사를 막아주는 약이므로 대변이 단단하거나 변비가 있는 경우에는 반드시 피해야 한다.

변비가 있어 마를 먹을 수 없는 사람의 대체 식품은 호두와 잣이다. 호두와 잣은 모두 장운동에 영향을 주어 배변을 원활하게 할 수 있도록 도움을 주는 영양이 풍부한 몸에 좋은 보약이다. 마와는 반대로 대변이 묽고 설사를 잘하는 경우 호두나 잣이 좋지 않다.

황정 | 노화를 방지하고 수명을 연장하는 회춘의 묘약

황정(黃精)은 만물을 기르는 황토의 정기를 듬뿍 지니고 있는 약재라고 하여 이런 이름이 붙었다고 한다. 백합과에 속한 진황정의 뿌리를 말린 것으로, 예로부터 신선들이 즐겨 먹는 양식이라 하여 선인유량(仙人遺糧)이라 불렸으며 사슴이 즐겨 먹는 풀이라 하여 녹죽(鹿竹)이라는 이름으로도 불려졌다. 중년 이후에 먹는 회춘의 묘약이라고 할 수 있으며 불로초류(不老草類)에 속하는 한약재이다. 황정과 비슷한 약재로는 우리가 흔히 차로 마시는 둥글레가 있다.

옥렬이라는 신선은 황정을 먹고 338세에도 청년의 모습 그대로였다고 하며, 윤첩이라는 사람은 황정의 꽃을 먹고 수백 세나 장수를 누렸다고 한다. 그리고 한나라 무제가 어느 고을을 지나가다 밭일을 하는 한 노인의 등에서 광채가 나는 것을 보고 기이하게 생각하여 물은 즉, 동안의 이 노인이 윤이 흐르는 검은 머리카락을 휘날리면서 "오직 야산의 정기를 듬뿍 간직한 황정을 캐다가 떡을 만들어 먹은 것뿐"이라고 아뢰었다는 일화가 있듯이 자음 강장 효능이 대단한 약재이다.

또한 소갈, 즉 당뇨병의 치료에도 활용되어 왔는데, 동물실험 결과 당뇨병이 유발된 흰쥐의 혈당이 떨어지고 고지혈증을 유도한 흰쥐의 혈액 내 지질이 감소되는 것으로 밝혀졌다.

황정은 평한 중간 성질로 장복하면 몸이 가벼워지고 주안(駐顔), 즉 젊은 사람의 얼굴빛과 같이 동안을 유지해 주며, 수명을 연장하고 배고픔을 느끼지 않게 하는 효능이 있다.

오장을 보하고 비·위장을 튼튼하게 하는 효능이 있어 비·위장 허약으로 인해 기운이 없고 입맛이 없는 경우에 좋으며, 피부를 곱게 하고 뼈와 근육을 튼튼하게 하며 머리카락을 검게 하고 이빨을 다시 나게 한다. 특히 성욕 감퇴로 고생하는 사람들을 위한 좋은 약재로 정력을 왕성하게 하고 잦은 소변을 막아준다. 질병을 앓은 뒤 몸이 쇠약하고 활력이 없으며 수척해지고, 폐가 허약하여 마른 기침을 하는 경우에도 좋다.

주요 성분인 캠페롤은 고혈압·당뇨병·고지혈증 등의 치료제로 사용되어 왔고, 폐암·유방암·전립선암 등의 치료에 효과적인 것으로 알려져 있다.

황정이 들어간 유명한 처방으로 이정환(二精丸)이 있는데 기를 돕고 정을 굳건히 지키며 단전(丹田)을 보강하고 혈을 통하게 하며 얼굴에 젊음이 머무르게 하는 신선이 먹는 약으로 알려져 있다. 불로초에 속하는 황정과 구기자로 구성되었기에 신장과 간장을 보하고 비장을 건실하게 하며 정기를 도와주는 효능이 있어 장복하면 몸이 가벼워지며 젊음을 유지하고 장수 할 수 있도록 도와주는 불로장수 처방이다. 신장과 간장의 음기가 허약하고 정기가 부족해 머리와 눈이 어지럽고 노화가 일찍 시작되는 경우에 치료제로 상용되어 왔다.

한의학에서 노화의 주된 원인은 신장의 허약으로 보는데 이정환은 노화를 억제하는 처방으로, 동물실험을 통해 노화의 원인이 되는 활성

산소와 활성질소를 직접 제거하고 생성을 억제하며 체중을 감소시키는 효능을 밝혀냈다.

황정을 먹을 때 주의해야 할 점으로 습기와 담이 많아 배가 부르고 더부룩한 사람, 기운이 맺혀서 잘 소통되지 사람, 양기가 허약하고 음기가 왕성한 사람은 복용하면 설사하고 뱃속이 더부룩해 질 수 있으니 복용을 삼가야한다.

동충하초 | 만병통치약으로 불리는 신비의 약재

동충하초(冬蟲夏草)란 겨울에는 벌레의 형태로 있다가 여름에 풀의 형태가 된다고 하여 붙여진 이름인데, 사실 벌레가 아니라 벌레에 기생하는 버섯이다. 역대 중국의 황제들과 덩샤오핑이 먹었다고 하여 유명해진 약재이다.

원래 동충하초는 박쥐나방의 유충에 기생하는 것으로 티베트에서 히말라야에 이르는 해발 3,000~4,000m 되는 고산지대의 동굴에서 자연적으로 형성된 것을 말한다.

동충하초는 넓게 잠자리·파리·벌·매미·하늘소 등의 곤충이나 거미·진드기 등의 절지동물에게 기생하여 영양분을 얻어 자실체를 형성하는 것을 총칭한다. 세계적으로 400여 종이 발견되었으며 일본에 350여 종, 우리나라에 80여 종 정도가 있다고 보고 되고 있다. 큰 번데기 동충하초·매미 동충하초·눈꽃 동충하초·균핵 동충하초 등등 실로 다양한데, 요즘은 누에를 숙주로 인공재배를 하여 대량생산을 하고있다.

원래 버섯은 어둡고 습기 찬 곳에서 자라 서늘한 성질이지만, 동충하초는 따뜻한 성질이다. 신장과 폐에 작용하여 허약한 신체를 보강해 주고 정기를 돋워 주는 효능을 가지고 있어 아무 것도 하지않고 가만히 있는데 저절로 땀이 나거나 밤에 잘 때 땀이 나는 땀에 관련된 병증 치료에 도움을 주며, 기침과 천식을 낫게 하고 가래를 삭여 준다.

노인병, 만성천식, 빈혈, 추위를 많이 타거나 콧물과 눈물이 많은 질환, 오랜 질병 뒤 몸을 회복하는데에도 효과가 있다. 한의학에서 신장은 전신에 정기를 공급하고 폐가 기를 주관하므로, 동충하초는 인체의 여러 곳에 작용하며 활력을 주어 인체를 개선 시키는 효과를 나타낸다.

또한 피로회복 시간을 단축시켜 주는 효과가 있다. 지난 1993년 독일 슈투트가르트에서 열린 세계 육상경기 선수권대회에서 미쥔런 감독이 이끄는 중국 여자 육상팀에서 장거리 세계 신기록을 수립한 선수가 나와 세계를 놀라게 했는데, 비결이 바로 동충하초로 만든 음료를 마신 것으로 알려져 큰 화제가 되었다. 근력 증강과 체력 회복을 위해 마셨으며 특히 피로 회복 시간을 단축시켜 준다고 해 동충하초가 신비의 약이라는 것이 전 세계에 널리 알려지게 되었다. 이렇듯 동충하초가 유명해지자 그 효능에 대한 연구가 활발히 진행 되었는데 연구결과 적혈구를 증식하고 과산화지질을 제거하며 산소 소비량을 억제하고 특히 동충하초에 함유되어 있는 다당체가 면역기능을 높인다는 것이 입증됐다.

동충하초를 비롯한 구기자·인삼 등의 보약은 대개 면역 기능을 강화 시켜준다. 질병을 예방하고 회복을 빠르게 도와주어 만병통치라고 불려지기도 한다.

보약이 노화를 방지하는 데 큰 효능이 있는 것처럼 동충하초도 그 효능이 같다. 게다가 실험을 통해 노화에 관여하는 활성산소를 억제하는 효과가 입증 되었다. 더불어 각종 균에 대한 항균 효과와 항바이러스 효능이 있어 간염·폐결핵·알레르기성 피부염 등에 효과가 있으며 항암 효과도 상당히 큰 것으로 밝혀졌는데 특히 폐암에 효과적이다.

주로 신장에 작용하는 동충하초는 훌륭한 정력제이다. 한의학에서 신장은 원기의 근본으로 콩팥뿐만 아니라 성기와 성호르몬을 포함하고 있기에 음경을 외신(外腎), 고환을 신자(腎子)라고 한다. 동충하초는 신장의 양기를 보강해 주므로 정력을 강하게 하고, 양위증을 치료한다.

양기가 허약하면 발기력이 떨어지고 허리와 무릎이 시큰거리고 차가우며 손발과 아랫배가 차고 설사를 잘하고 소변이 맑고 힘없이 나오는데, 이런 경우에 효과적이다. 몸이 냉하고 성감이 떨어진 여성들에게도 좋다.

질병을 앓은 뒤에 쇠약해진 것을 치료할 때는 늙은 숫오리 한 마리의 내장을 빼버리고 동충하초 3~5개를 넣은 후 끈으로 동여매 간장과 술을 넣고 푹 삶아 먹는다. 호흡기의 저항력이 약하여 감기에 잘 걸리는 경우에는 닭·오리·자라와 함께 푹 삶아 먹으면 된다. 오래된 천식에는 동충하초 20~40g을 늙은 숫오리와 함께 쪄서 먹는다. 성기능 장애나 유정이 있을 때는 동충하초 20~40g을 고기나 닭고기와 함께 푹 삶아 먹으면 좋다.

이렇듯 만병통치라 불리는 동충하초도 섭취에 주의해야 하는 경우가 있는데 감기 초기와 같이 신체 표면에 바람이나 찬 기운 또는 습기가 머물러 있는 경우, 폐에 열이 있는 경우, 열이 오르며 각혈하는 경우에는 절대 먹어서는 안 된다. 양기를 보강해 주기 때문에 음기가 허약한 경우에는 맞지 않고, 몸에 열기가 많은 사람도 함부로 먹지 말아야 한다.

칡 | 성인병 예방과 치료에 좋은 숙취 제거제

먹을 것이 귀했던 시절 산에 가서 캐 먹었던 칡은 우리나라 전역에 걸쳐 산야에 자생하고 있는 대표적인 대형 덩굴식물이다. 칡의 뿌리를 캐 가루 내어 먹으면 곡기를 끊어도 배고프지 않다. 칡뿌리는 갈근(葛根)이라는 한약재로서 술을 잘 깨게 하는 데 가장 널리 사용되어 왔지만 요즘 건강식품으로 먹는 사람들이 늘고있다.

칡은 여름부터 가을에 걸쳐 등꽃 같은 보라색·적갈색 꽃을 피우는데, 주위의 나무를 감아 덮어서 말라 죽게 하는 피해를 주기도 한다. 덩굴이 힘차게 뻗어 강인한 생명력의 상징이 되는데, 너무 흔하지만 뿌리는 물론이고 잎·꽃 모두가 식용·약용으로 쓰이는 아주 고마운 약재다.

옛날 보릿고개를 넘기는 데 중요한 역할을 한 구황식물 중 하나가 칡이다. 칡뿌리를 말려 찧거나 절구에 찧어서 즙을 짜낸 다음 가라앉혀 물로 여러 번 우려내고 건조시켜 칡가루로 만들어 떡을 빚어 먹기도 하고 국수를 뽑아 먹기도 했다.

칡뿌리는 갈아서 생즙을 내어 먹거나 말린 것을 달여서 차로 마셔 왔다. 또 죽을 끓여 먹기도 했는데, 이를 갈근죽이라 한다. 중국 송나라

때부터 유래 되었으며 오랜 세월에 걸쳐 중국의 남방 민족들 사이에서 식용되며 발전했다. 중국 원나라의 음식 명의 홀사혜가 지은 《음선정요(飮膳正要)》에는 칡가루로 국수를 만들어 먹으면 중풍·언어 장애·손발의 마비를 치료한다고 나와 있다. 실제로 칡에는 경련을 진정시키는 다이드제인 성분이 있어 팔·다리·어깨·목 등이 뻐근해질 때 칡뿌리를 달여서 마시거나 칡차를 마시면 효과를 볼 수 있다.

칡뿌리의 주성분은 전분으로 10~14퍼센트가 포함되어 있고, 단맛을 내는 당질이 4~5퍼센트 정도 들어있으며 섬유질·단백질·지방·칼슘·철분·인·비타민 등도 들어 있다. 칡은 봄가을에 채취하는데, 봄기운을 받고 자란 것이 가장 최상품의 칡이라 할 수 있는데 이는 봄기운을 잔뜩 머금어 물이 오르며 위로 쑥쑥 자라는데, 땅속의 진액을 담아 가지 끝까지 힘차게 퍼 올리므로 겨우내 얼었던 땅속 수분이 봄기운에 녹아내려 시원하게 가지 끝까지 적셔 주기 때문이다.

또한 칡덩굴의 껍질을 벗겨 천으로 짠 것을 갈포(葛布)라고 하는데, 옷을 지어 입었고 귀한 사람의 상복으로도 쓰였다. 지금은 고급 벽지의 재료로 쓰이기도 한다. 칡가루를 뽑아낸 섬유를 모아 흙벽돌로 만들어 비바람을 막을 벽을 쌓고, 지붕을 잇기도 했다. 이렇듯 칡은 가장 흔하게 구할 수 있으면서 가장 많은 것을 우리에게 주는 그런 고마운 존재로 자리잡아 왔다.

옛날 깊은 산속에서 약초를 캐고 아픈 사람을 고쳐주며 혼자 사는 노인이 있었다. 어느 날 노인이 약초를 캐는데 산 밑에서 와자지껄한 소리와 말발굽 소리가 들려 일어나 아래쪽을 내려다보았다. 그때 웬 소년이 황급히 다가와 노인 앞에 털썩 주저앉더니, 자신은 아랫마을에 사는 갈(葛)씨 집안의 외동아들인데 군사들에게 쫓기고 있으니 살려달라고 애원했다. 왕이 보낸 군사들이 갈씨 집안의 가족을 모두 죽이고 소년을 잡으러 쫓아온 것이었다.

소년은 반드시 살아서 대가 끊이지 않도록 하여 가문의 원수를 갚으라는 아버지의 유언을 지키고 싶다고 간절하게 말했다. 갈씨 가문은 그 지방 사람이라면 다 아는 충신의 집안이었는데 간신들의 모함을 받아 반역죄를 뒤집어쓴 것이었다. 노인은 소년을 깊고 험한 골짜기로 데려가 동굴에 숨겼는데 그곳은 노인이 약초를 캐서 숨겨두는 곳으로 노인 말고는 아는 사람이 아무도 없었다. 군사들이 며칠 동안 산속을 샅샅이 뒤졌으나 소년을 찾지 못했고, 결국 포기하고 돌아갔다.

노인은 동굴로 가서 소년에게 이제 네 갈 길을 가라고 했지만, 소년은 가족도 친척도 돌아갈 곳도 없기에 노인을 모시고 살게 해달라고 간청했다. 노인은 소년을 아들처럼 극진히 사랑했고, 소년도 노인을 친아버지처럼 따랐다. 노인은 늘 한 가지 약초를 찾아 온 산을 뒤졌는데 그 약초의 뿌리는 열이 나고 갈증이 있는 것을 비롯한 수많은 질병에 효과가 있었다.

세월이 흘러 노인은 세상을 떠났고, 소년은 장성하여 혼자 약초를 캐러 다녔다. 그동안 노인에게 배운 의술로 수많은 병자를 고쳤으나 약초의 이름이 없었다. 그래서 자신의 성을 따서 약초의 이름을 갈근이라고 붙였던 것이다. 갈근은 일족이 몰살될 위기를 벗어나 갈씨 집안의 생명을 끈질기게 이어가게 한 식물이자, 갈씨 집안에 하나 남은 뿌리라는 뜻이기도 하다.

칡뿌리는 우선 술을 잘 깨게 하는 데 가장 널리 사용되고 있는 한약이다. 술에 잔뜩 취해서 정신을 차리지 못하는 경우 갈근즙을 마시면 깨어나게 된다.《동의보감》에는 1만 잔을 마셔도 취하지 않게 해준다는 만배불취단이나, 술을 마셔도 신선처럼 취하지 않게 해준다는 신선불취단을 비롯해 술 마시기 전후에 복용하면 좋은 처방들이 많이 나온다. 그 처방들의 주된 약물이 바로 칡뿌리나 칡꽃인데, 둘 다 주독을 풀어주는 효능이 강하여 술로 인한 질병의 치료에 쓰이고 있다.

칡은 술을 오래도록 많이 마셔 생기는 당뇨병인 주갈의 특효약이다. 특히 숙취해소 및 술로 인한 갈증해소엔 뿌리즙이나 갈분에 꿀을 타서 마시면 탁월한 효과를 볼 수 있다. 주독뿐만 아니라 해독 효과도 커서 약물이나 채소를 비롯한 각종 독을 풀어준다. 칡은 성인병의 치료와 예방에도 효과가 커 당뇨병·고혈압·중풍·심근경색증 등이 실제로 치료에 쓰이고 있다. 특히 당뇨, 고혈압 등 앞에 언급한 병을 가진 사람들은 밀가루 음식을 피해야 하는데 아이러니 하게도 밀가루 음식인 국수를 좋아하는 사람이 많다. 이때 밀가루로 만든 국수를 칡으로 대체하여 칡국수나 칡냉면·메밀국수로 먹어으면 좋아하는 국수도 먹을 수 있고 병도 치료하는 일석이조의 효과를 볼 수 있다. 당뇨병으로 인해 갈증이 생기면 칡을 먹어 멎게 하는데, 실제로 환자에게 쓰는 처방에 들어간다.

칡은 피부병에도 쓴다. 열로 인해 발진이 생겼거나 생기려고 할 때 효과적이다. 또한 코피가 그치지 않고 가슴이 답답하거나 심장의 열로 인해 피를 토하는 것이 그치지 않을 경우 칡을 갈아 즙을 내어 마시면 효과를 볼 수 있다.

칡은 발한 해열제로서 나쁜 기운이 몸에 들어와 표면에 머물러 있는 것을 땀이 나게 하여 몰아내 낫게 하는 약이다. 그래서 감기에 많이 활용되는데, 처음 감기가 들어 목과 등이 뻣뻣하며 땀이 나지 않는 경우와 머리, 허리, 척추 등이 동시에 아프고 전신의 뼈마디가 두루 아픈 경우에 쓴다.

대개 찬 기운이 들어와 생긴 감기에 땀을 내는 약은 따뜻한 성질이며 매운맛이다. 그런데 칡은 서늘한 성질이며 단맛으로 열성병을 풀어주며 계절병·유행성 질병에 좋다. 특히 열이 있으면서 입이 마른 경우에 가장 효과적인데, 땀으로 발산시켜 열을 내려주고 가슴이 답답한 것을 풀어주며 갈증을 멎게 하는 효능이 있다.

뿌리채소는 섬유질을 많이 함유하고 있어 대변을 잘 나오게 하는데 칡뿌리도 마찬가지로 대변을 잘 나오게 한다. 장에 열이 쌓이면 대변이 딱딱해 지는데 위와 장에 열이 많은 대표적인 병이 당뇨병으로 주로 변비가 생긴다. 칡은 섬유질이 풍부하고 장의 열을 내려주기 때문에 당뇨와 변비 동시에 효과가 있다. 풍기 혹은 습기가 열과 함께 장과 위에 쌓여 대변에 피가 섞여 나오는 경우에도 좋은 효과를 볼 수 있다. 의외로 설사에도 칡을 쓰는데 이는 열로 인한 설사에만 해당된다.

살이 쪄 배가 나오고 몸집이 비대한 체질의 태음인은 고혈압·중풍·당뇨병과 같은 성인병이 가장 잘 발생할 수 있는 체질인데 이런 태음인에게 잘 어울리는 약재가 바로 칡이다. 다시 말해 몸집이 통통하면서 열이 있는 사람은 칡이 몸에 맞는다는 얘기다.

태음인은 간 기능이 강하고 폐 기능이 약한 체질인데, 칡이 발한을 돕고 왕성한 간열(肝熱)을 식히면서 폐의 부족한 진액을 끌어 올려주는 효과가 탁월하다. 태음인은 땀이 잘 나야 건강한 상태라고 할 수 있다. 피부가 단단하고 땀이 나오지 않으면 병을 의심해 봐야 하는데 이때 칡을 먹으면 땀이 잘 나오게 된다.

몸집이 퉁퉁하면서 열이 많은 사람이 긴장된 생활, 스트레스, 과로로 인해 병이 오는 경우 먼저 뒷목 쪽으로 열이 뻗쳐오르고 목과 어깨가 뻐근하고 머리가 아프고 눈이 충혈되며 얼굴이 붉어진다. 나중에는 혈압도 오르게 되는데, 고혈압을 가진 사람이라면 중풍으로 쓰러질 수도 있는 무서운 상황이 올 수 있다. 이런 사람은 칡을 장복하여 열과 혈압을 내리고 근육의 긴장을 풀어주고 관상동맥을 확장 시켜 협심증·심근경색증·뇌혈관 질환 등을 예방해야 할 것이다. 감기가 아니어도 팔다리·어깨·목 등이 뻐근해질 때 달여 마시면 좋다.

칡은 차가운 성질이기 때문에 비·위장이 냉한 사람, 몸 표면의 기가 허약하여 땀을 많이 흘리는 사람은 피해야 한다. 칡을 많이 먹으면 위장의 기를 상하게 하므로 적당히 먹어야 하며 특히 비·위장이 허약하여 소화 기능이 약한 사람은 피해야 한다.

칡꽃은 갈화(葛花)라고 하며 서늘한 성질로서 주독을 풀어주는 효과가 탁월하다. 술을 많이 마신 뒤에 열이 나고 가슴이 답답하고 입이 마르며 속이 메슥거리면서 신물이 올라오는 경우에 좋다. 간혹 상태가 심해 피를 토하거나 대변에 피가 섞여 나오기도 하는데 이때 칡꽃을 달여 마시면 낫는다. 알코올성 지방간이나 알코올성 간경화에도 갈화를 써 큰 효과를 보는 사람도 많다. 《동의보감》에 갈화해정탕(葛花解□湯)이란 처방이 나온다.

유근피 | 면역력을 높이고 염증을 치료하는 느릅나무 껍질

느릅나무는 우리나라 전역에 분포하며 특히 중부와 북부 지방의 산골짜기나 물가에 흔히 자라는 나무로 흉년이 들 때 껍질을 벗겨 양식 대신 먹었던 구황작물 중에 하나다. 삼국사기(三國史記)의 바보 온달과 평강공주 얘기에도 느릅나무 껍질이 등장하는데 내용은 대략 이렇다.

고구려 제25대 평원왕의 딸인 평강공주는 어릴 때 자주 울었는데, 그때마다 부왕으로부터 바보 온달에게 시집보낸다는 농담을 들었다. 혼기가 차게 되어 부왕이 고씨 집안에 출가시키려 하자 공주는 이를 거역하고, 처녀 몸으로 혼자 용감하게 보물을 챙겨 들고 궁궐을 나와 온달의 집으로 찾아갔다.

온달의 집에 도착하니 온달은 없고 눈먼 노모만 홀로 있어 결혼을 청했더니, "내 아들은 가난하고 보잘것없어 귀인이 가까이할 만한 사람이 못 됩니다. 지금 그대의 냄새를 맡으니 향기가 보통이 아니고 그대의 손을 만지니 부드럽기가 솜과 같으니 필시 천하의 귀인인 듯합니다. 누구의 속임수로 여기까지 오게 되었소? 내 자식은 굶주림을 참다못해 느릅나무 껍질을 벗기려고 산으로 간 지 오래인데 아직 돌아오지 않았소"라며 거절했다.

실망한 평강공주가 온달의 집에서 나오는 길에 마침 온달과 마주쳤고, 자기의 생각을 이야기했다. 그러자 온달이 불끈 화를 내며 "이는 어린 여자가 취할 행동이 아니니 필시 사람이 아니라 여우나 귀신일 것이다. 나에게 가까이 오지 말라!"고 말하고는 뒤도 돌아보지 않고 가버렸다. 그래도 포기하지 않고 온달의 초가집 사립문 밖에서 노숙까지 한 공주는, 이튿날 아침에 다시 들어가 드디어 허락을 얻게 되었다. 둘은 부부가 되었고, 공주는 온달에게 학문과 무예를 가르쳐 고구려에서 가장 훌륭한 장군이 되게 했다는 이야기이다. 이야기 중 느릅나무 껍질이 등장하는 것으로 보아 그때 당시도 많은 사람들이 양식 대신 느릅나무 껍질을 벗겨 연명했음을 알 수 있다.

느릅나무는 나무줄기나 뿌리의 껍질을 벗겨 물에 담가 놓으면 콧물처럼 끈끈하면서 흐물거리는 액이 나오는데 그것을 먹었다. 또 다른 구황식물인 솔잎은 먹게 되면 변비가 생기게 되는데 이때 느릅나무 껍질을 우려낸 물을 섞어 먹으며 변비를 예방하였다.

조선 명종 때 간행된 《구황촬요(救荒撮要)》에도 흉년에 대비해 백성들이 평소에 비축해둘 물건으로 느릅나무 껍질이 들어있다. 《조선왕조실록》의 〈선조실록〉에도 임진왜란 당시에 군병들이 소나무 껍질과 느릅나무 껍질을 가루로 만들어 양식으로 먹었다는 기록이 있을 정도이다.

이처럼 느릅나무는 먹을 것이 없던 시절 백성들에게 주식으로 이용되어 흉년의 배고픔을 이기게 하고 영양분을 공급해 주던 고마운 존재였다. 느릅나무는 껍질을 벗겨 말려 가루로 만들어 쌀과 섞어 죽을 끓여 먹기도 하고, 율무나 옥수숫가루와 섞어 떡이나 국수를 만들어 먹기도 했다. 어린잎은 쪄서 나물로 무쳐 먹거나 국을 끓여 먹기도 했고, 쌀이나 밀가루를 섞어 튀김을 만들어 먹기도 했다.

또 어린싹은 찹쌀가루나 밀가루와 섞어 유엽병(榆葉餠)이라는 느릅떡을 만들어 먹었고, 열매는 술을 담그거나 소금에 절여 장을, 씨는 날개와 외피를 제거하고 볶아 깨소금처럼 고소한 양념으로 썼다. 또한 7할 정도 여물었을 때 따서 조림도 만들어 먹었다. 북유럽의 신화에 나오는 천지창조의 신 오딘은 풍요의 땅 미드가르드를 걷다가 우연히 커다란 두 그루의 나무를 발견하게 됐는데 한 그루는 물푸레나무로 남자를 만들어 아스크르라고 하고, 나머지 한 그루는 느릅나무로 여자를 만들어 엠블라라고 했다고 한다. 우리나라의 단군신화에 나오는 웅녀와 비슷한 내용이다. 이처럼 흔한 느릅나무는 동서양을 막론하고 널리 이용되었다.

느릅나무는 재질이 굳고 무거우며 탄력이 좋고 틈이 벌어지지 않아 물속에서 잘 썩지 않는 내후력이 있다. 이런 고유의 특성 때문에 건축재·가구재·선박재·교량재 등으로 귀하게 쓰였다. 대표적으로 영국의 런던 브리지의 교량재가 느릅나무였다. 또한 관을 만드는 나무로 쓰여 장례의 나무로도 불렸으며 가루를 내어 기왓장이나 돌을 붙이는 데 접착제로 사용했다.

어린 가지의 속껍질은 질긴 섬유질로 되어 있어 대마의 대용으로 옷이나 밧줄, 짚신을 만들었고 북한의 평안북도·함경도의 산간벽지에서는 느릅깔개라는 온돌에 까는 방석을 만들어 사용했다.

느릅나무 껍질에는 물속에서 잘 썩지 않는 성질이 있어, 상처나 종기로 곪았을 때 뿌리와 껍질을 찧어 붙이면 신기할 만큼 잘 나았는데 해열, 진통, 소염, 항균 작용이 있어 각종 염증성 질환의 치료에 쓰였다. 또한 상처가 났을 때 껍질을 벗겨 콧물처럼 끈적끈적한 액을 상처 부위에 발라 상처가 덧나는 것을 방지했다. 이렇듯 느릅나무 껍질은 구황식물로 식용되었을 뿐만 아니라 민간요법으로 많이 활용되어 왔다.

줄기껍질 및 뿌리껍질을 유근피 또는 유백피라고 하고, 잎을 유엽, 꽃을 유화, 열매를 유협인, 열매를 발효시켜 가공한 것을 무이, 느릅나무 열매를 밀가루로 만든 장을 유인장, 열매를 면국(면과 누룩) 등과 함께 가공하여 만든 것을 무이장이라고 하여 모두 한약으로 활용해 왔다.

《동의보감》에는 "배설을 도와주는 작용이 있어서 대소변이 통하지 못하는 병에 주로 쓰인다. 특히 오줌을 잘 누게 하고 위장의 열을 없애며 부은 것을 가라앉히고 불면증을 낫게 한다"라고 했다. 느릅나무는 성질이 매끄럽고 잘 통하게 하며 대장과 방광 근육의 운동을 강화시키므로 대변과 소변을 잘 나가게 하고, 열로 인해 얼굴이 벌겋고 아침이면 눈이나 얼굴이 부어오르는 부종을 치료한다.

열로 인해 잠들지 못할 때는 봄철에 돋아나는 어린 순을 끓여 먹어 효과를 보았는데 천연 수면제 역할을 했다.

배가 아플 때 느릅나무 껍질을 달인 물을 수시로 마시게 하여 소화 불량이나 식중독 등의 위장병에 활용하였으며 위염에는 유근피에 죽염 가루를 섞어서 생강차에 타서 마셨다. 위염·위산과다, 장염에 효과적이고, 위 궤양·십이지장 궤양·대장 궤양 등 소화기계통의 궤양에도 효과가 좋다 하지만 위와 장의 열로 인해 발생한 소화기 질환에 한정된 것으로 속이 냉한 경우에는 오히려 해가 될 수 있어 쓰지 않았다.

느릅나무 뿌리의 점액질은 피부의 가려움증이나 두드러기·부스럼·여드름·버짐·옴·화상·아토피 피부염 등에 효과가 있다. 또한 피부미용에도 큰 효과를 본다고 알려져 있는데 점액질을 얼굴이나 피부에 바르면 끈적이지 않고 피부에 싹 스며드는데, 이것을 하루 2~3번씩 반복하면 살결이 고와지고 항산화 효과가 있어 피부 노화를 방지한다.

그 밖에도 느릅나무는 면역력을 높여 환절기에 감기에 걸리는 것을 예방하고 비염이나 축농증·기침·천식에도 효과가 있으며, 회충·요충·십이지장충·촌충 등 기생충을 없애는 효능도 있다.

성분은 플라보노이드·사포닌·타닌을 포함한 많은 양의 점액질이다. 항균 물질인 카테킨이 들어있어 식중독을 예방하고 항산화 물질이 함유되어 혈중 콜레스테롤의 수치 상승을 억제해 심장 질환이나 동맥경화증·뇌혈관성 질환에도 효과가 좋다.

민간에서는 오래전부터 위암에 사용해왔는데, 연구결과 각종 암, 특히 위암·자궁암·유방암·복수를 동반한 간암 등에 효험이 있다고 밝혀져 항암제로 이용되고 있다.

한의서에 종기·종창·악창과 갖가지 용종의 치료에 쓴다고 했고, 열을 내리고 부기를 없애주는 효능이 있으므로 항염 작용이 있는 것이다. 유근피에는 식물 세포막의 구성 성분으로 항산화 물질인 피토스테롤·베타시토스테롤·시그마스테롤 등이 들어있다. 스티그마스테롤은 암을 억제하는 효과가 있고, 베타시토스테롤은 비타민 D의 전구물질로서 콜레스테롤 축적에 의한 동맥경화증·심장질환·뇌혈관성 질환·당뇨병에 일정한 효과가 있는 것으로 나타났다.

또한 혈액 공급을 원활히 하고 신생 혈관을 촉진시키며 소염 작용이 있어 상처 치유 효과에도 유용하다. 콜레스테롤 수치를 저하시키는 작용과 해열·진통 효과도 있는 것으로 밝혀졌다.

느릅나무의 열매는 손톱 크기만 한 납작한 원형의 날개 모양이고 가운데에 씨가 들어있다. 그 모습이 엽전을 닮았다 하여 유전(榆錢) 혹은 유엽전(榆葉錢)이라고도 했다. 이른 여름에 열매가 노랗게 익어 저절로 떨어지기 전 열매를 따서 볕에 말린 후 문질러 날개를 제거하고 종자를 얻는다. 시간이 지남에 따라 종자와 씨에서 점액질이 나오게 되는데 이 점액질로 종기와 종창을 치료한다.

구충제 역할도 했는데 옛날 남쪽 지방 사람들이 비자나무의 열매를 먹고 뱃속에 기생충을 제거했다면 중북부 지방 사람들은 느릅나무 열매를 먹어 기생충을 제거했다. 또한 습열을 없애주고 갈증을 멎게 하며 축농증·중이염, 뱃속에 응어리로 인해 생긴 통증, 소아의 간열(癎熱)에 의한 이비(수척하고 저리는 것) 등의 치료에 이용했다.

《동의보감》에 무이는 충을 죽이는 약으로 나온다. 무이산이란 처방은 무이에 뇌환·건칠을 넣어 만든 구충제이다. 무이는 느릅나무의 익은 열매를 따서 말린 것을 며칠 동안 쌓아 두어 발효시킨 다음 햇볕에 말린 것이다. 느릅나무의 열매인 유협인은 서늘한 성질이지만, 무이는 발효시켰기에 따뜻한 성질이다.

무이는 비·위·폐·심장의 경락에 들어가 작용하는데, 기생충을 구제하고 기생충으로 인해 배가 아픈 경우에 쓴다. 거담·이뇨 효능도 있고, 지사 작용이 있어 소아감사(小兒疳瀉)와 냉리(冷痢)를 치료하며, 장풍

(결핵성 치질로서 혈변이 나오는 병증)·치루·악창 등을 치료한다. 개선(옴)을 치료하는 효능도 있는데 항진균, 즉 항곰팡이 작용이 있다는 것이 연구결과 밝혀졌다.

이처럼 효능이 다양해 쓰임새가 많은 느릅나무도 먹으면 해로운 경우가 있는데 서늘한 성질이라 비장과 위장의 기가 허약하고 냉한 경우에는 복용에 주의해야 한다. 따라서 몸이 냉하고 배가 차가우며 소화가 잘되지 않아 설사가 잦은 사람에게는 좋지않다. 느릅나무가 응어리를 잘 풀어주는 효과가 있지만 비·위장이 허약한 경우에 생긴 응어리는 효과가 없고 도리어 해가 되며 임산부는 낙태 위험이 있어 복용을 금한다. 또 느릅나무 열매를 발효시킨 무이는 따뜻한 성질이므로 비장과 폐에 조열(燥熱)이 있는 환자, 몸이 마르고 열이 많은 사람의 경우에도 복용을 금해야 한다.

국화 | 머리를 맑게 하고 눈을 밝게 하는 장수 약물

많은 사람들이 가을의 향기 하면 제일 먼저 국화를 떠올린다고 한다. 그윽한 국화꽃 향기를 맡고 나면 왠지 머리가 맑아지고 기분이 상쾌해지는 느낌이 들지 않는가?

국화는 머리와 눈을 맑게 하여 머리가 무거운 것을 없애주는 효능이 있어 오래전부터 머리와 눈질환 치료에 사용되어 왔다. 눈이 붉어지거나 야간에 눈이 침침해 지는 증상에 탁월한 효과를 보이는데 이는 서늘한 성질로서 심장의 열을 내려주고 간장의 기를 가라앉혀서 풍기와 열기가 위로 올라오는 것을 막아주는 효능이 있기 때문이다. 또한 풍기와 열이 머리로 올라오면 잠이 오기 어려운 증상 즉 불면증에 시달리게 되는데 이때 국화차는 잠을 잘 오게 하는 데 큰 도움을 준다.

5,000여 년 전 중국의 전설적인 황제로서 의약의 신인 신농씨는 국화가 몸을 가볍게 하고 오래 살게 하는 최고의 영약으로 여겼다. 이후 국화의 약효를 신비롭게 여겨 전설 같은 얘기가 많이 생겨났는데 그중 몇가지 일화를 소개하겠다. 옛날 중국의 남양 역현의 감곡이라는 강의 상류에 신비로운 국화가 자라고 있었는데, 그 강물에 국화 향이 섞인 이슬이 떨어져 섞여 강 하류에 사는 사람들이 그 물을 마시고 모두 건강하게 오래 살았다고 한다. 이처럼 국화가 번성한 못이나 수원지의 물을 국화수라고 하는데, 이 국화수를 마시면 풍기를 없애주고 어지럽거나 저린 증상을 치료하며 쇠약한 것을 보강해 주고 얼굴색을 좋게 한다고 전해지며 팽조라는 선인은 국화를 심은 연못가에서 늘 국화잎에 맺힌 이슬을 받아먹고 수백 년을 살았다는 전설이 있다.

중국은 중양절에 국화주를 마시는 풍습이 있다. 후한의 여남 땅에 사는 하경이라는 사람에게 비장방이라는 선인이 나타나 "9월 9일에 너희 집에 액운이 닥쳐올 터이니 그것을 피하려면 높은 산에 올라가 국화주를 마시도록 하라"고 했다. 하경은 선인이 시키는 대로 가족들을 데리고 높은 산에 올라가 국화주를 마신 뒤 저녁에 집에 돌아와 보니 가축들이 모두 떼죽음을 당해 있었다고 한다. 그 후로 음력 9월 9일은 국화주를 마시며 온갖 액운을 물리치고 무병장수를 기원하는 명절이 되었다.

음력 9월 9일에 국화주를 마시는 풍습은 고려가요 〈동동(動動)〉에도 나온다.

조선시대 대유학자로 노론의 거두였던 우암 송시열 선생이 중년에 기국정(杞菊亭)이란 정자를 지었는데, 집 주위에 구기자와 국화가 무성하여 기국정이라고 불려지게 되었다. 여기서 기는 구기자라는 한약재이고, 국은 국화이다. 현재는 대전시 동구 가양동에 있는 우암 사적공원 내에 위치해 있다. 늘 구기자차와 국화차를 마시고 국화 향을 맡으며 살았던 송시열은 83세까지 장수했으나 안타깝게도 사약을 받아 생을 마감하게 되었다. 생을 마감하기 전까지 건강을 유지하고 있었으니 만약 사약을 받지 않았다면 훨씬 더 장수했을 것이다.

국화의 종류는 산국과 감국 두 종류로 크게 나뉜다. 산국(山菊) 혹은 야국(野菊)은 가지를 많이 치며 잎이 깊게 갈라지고 날카로운 톱니가 있으며 키가 1~1.5m까지 크게 자라는데, 먹을 수 없을 만큼 지독하게 맛이 쓰고 매워 고의(苦薏)라고 한다.

봉래화(蓬萊花)라고도 하는데, 봉래화는 신선이 산다는 전설속의 봉래산에서 자란다고 한다. 봉래산에 사는 신선은 오직 봉래초와 봉래화의 향기를 맡고 그 씨앗을 먹고 산다는 전설이 전해질 정도로 국화는 신비스러운 효능을 지닌 존재로 인식되어 왔다. 하지만 실제 산국은 쓴맛이 강하여 위장의 기를 크게 상하게 하므로 내복약으로는 거의 쓰지 않고 외용약으로 쓰인다.

감국은 키가 30~60cm로서 산국보다 훨씬 작은데, 맛이 달다고 하여 감국(甘菊)이라고 한다.

국화는 중풍에 효과가 있다. 눈이 빠질 것 같이 아프거나 머리에 벌레가 스멀스멀 기어 다니는 느낌이 든다면 중풍 전조증으로 볼 수 있는데 이는 머리에 열이 올라왔다는 증거다. 열이 상부로 올라오는 것은 주로 신장의 음기가 부족해졌거나 신경을 과도하게 쓴 경우이다. 이러한 경우에 국화를 달여 마시면 풍기를 내려주므로 중풍의 예방에 도움이 된다. 오래 복용하면 혈압이 떨어지고 심장 혈관에도 좋아 고혈압·협심증·심근경색 등에 효과가 있다.

또한 국화는 폐와 신장을 보익하며 음기를 도와주는 효능을 갖고 있다. 신장의 음기가 부족하여 열이 오르며 어지럽고 식은땀이 나며 눈이 침침해서 잘 보이지 않을 때 국화가 효과적인데, 구기자와 함께 달여 마시면 더욱 좋다.

잠을 잘 때 머리는 서늘하게 하고 발은 따뜻하게 하라는 얘기를 한번쯤 들어봤을 것이다. 잘 때 머리를 서늘하게 하고 자야 건강하다는 뜻인데 그렇기 때문에 베갯속의 재료는 반드시 서늘한 성질을 가진 것이어야 한다. 국화는 서늘한 성질에다 향이 좋기에 베갯속 재료로는 최상이라 할 수 있다. 국화 베개를 베고 잠을 자면 머리가 한결 맑아지고 기억력 감퇴 예방에 좋으며, 두통이나 두풍을 치료하고 눈이 밝아지는 데 도움이 된다.

국화는 성질이 가볍고 부드러워 약효가 느리게 나타나기 때문에 오래 먹어야만 효과가 나타난다. 하지만 특이하게 눈병의 치료에는 효과가 빨리 나타난다. 비·위장에 열이 있을 때는 반드시 열을 내리는 약을 써야 하는데, 다른 약은 찬 기운이 강하여 위장의 기가 손상될 위험이 있지만 국화는 그럴 염려가 별로 없으므로 괜찮다. 하지만 기운이 허약하며 비·위장이 냉하거나 음식을 적게 먹고 설사를 잘하는 사람이 국화차를 많이 마시는 건 좋지 않다.

알로에 | 열과 기가 왕성한 사람에게 적합한 해열 통변제

알로에는 열대 아프리카가 원산지다. 고대 이집트 왕조 시대부터 이용되었는데, 클레오파트라가 아름다움을 유지할 수 있었던 것도 알로에를 미용제로 썼기 때문이라고 한다. 또한 그리스의 히포크라테스도 알로에를 치료제로 사용했고 마케도니아의 알렉산더 대왕은 원정 시에 병사들의 질병을 막기 위해 사용했다고 전해진다.

동양에 전파된 것은 알렉산더 대왕의 페르시아 원정 때라고 하는데, 실크로드를 통해 중국으로 전해졌다. 우리나라도 오래전부터 한약재로 썼는데 《동의보감》에 노회(蘆薈)라는 이름으로 정리되어 있다.

알로에는 차가운 성질로 위와 장에 열이 쌓여 생긴 변비에 좋다. 알로에는 아라비아어로 맛이 쓰다는 말에서 유래되었을 정도로 매우 쓴맛이 난다.

뱃속에 응어리가 쌓여 상부로 치밀어오르는 경우나 오랫동안 대변을 보지 못해 장에 열이 쌓여 생기는 두통과 어지럼증에도 알로에는 좋은 효과를 보인다. 이는 동물실험을 통해 위액의 분비를 촉진하고 장의 연동운동을 촉진하며 점액 분비를 증가시켜 배변을 원활하게 하는 것으로 입증 되었다. 하지만 몸이 차고 속이 냉한 사람이 변비에 알로에를 쓰면 기가 빠지고 지속적으로 설사를 하게 되므로 쓰지 않는 것이 좋다.

알로에는 약재 가운데 가장 차가운 것에 속하는 성질로 대한(大寒), 즉 매우 차갑다. 열을 내려주는 작용이 아주 강력해 열로 인해 생기는 각 종 질환의 치료에 활용된다. 푸른색이므로 간장에 작용하는데, 간장의 열기를 내려 눈을 밝게 하는 효과도 있으며 심장의 열을 서늘하게 하며 진정시키고 가슴에 열기가 쌓여 답답한 증상을 풀어주는 작용도 한다.

열에 의해 생기는 소아들의 경풍과 간질의 치료, 여성의 월경불통, 풍열로 인한 치질에도 효과가 좋다. 그 외 살충 작용도 한다.

알로에는 항균 및 항암 효능도 인정되었는데, 열을 내리고 열기가 쌓인 것을 풀어주는 작용이 아주 강력하기 때문이다. 성인병을 예방하는 효과도 상위에 언급한 것에 비해 그리 크진 않지만 어느 정도 있는데 이는 중풍·당뇨병·심장 질환 등의 주된 원인의 하나인 열을 내려주고 대변을 잘 나오게 하기 때문이다.

알로에의 약리 작용으로는 혈액순환 촉진, 신체세포액 개선, 체내 유독 물질 분해 등이 있다.

알로에에 함유된 알로인과 알로에 에모딘은 소화기계를 비롯한 내 장에 작용하며, 알로에신 성분은 항균·항진균 작용을 하고, 알로에 울신은 궤양에 효과가 있어 위·십이지장궤양에 좋으며, 알로미신과 프로시딘 성분은 항암 효과가 있고, 고분자 다당체는 강한 알칼리성으로 체액 개선 및 항암 작용을 하는 것으로 알려져 있다. 알로인 성분은 세포

생성을 촉진하고 항균 작용을 하여 위와 장의 염증을 없애 위와 장의 활동에 도움을 준다.

외용약으로도 활용되는데, 피부에 화상이나 창상을 입었을 때 알로에 점액을 발라주면 상처 부위가 화끈거리고 표피가 갈라지는 것을 없애주고 빨리 아물게 한다. 소염 작용이 있어 피부가 갈라진 데 바르면 효과가 좋다. 클레오파트라도 알로에를 애용하였는데 알로에즙을 피부에 발라 보습 효과를 보았으며 피부 손상 부위를 복구시켜 피부 재생이 잘되게 해 아름다운 피부를 간직했다고 전해진다.

앞에서 언급했듯이 알로에는 누구나 먹어도 좋은 것이 아니며, 만병통치약도 아니다. 매우 열성이 강한 한약재인 파두(巴豆)의 독을 해독하는 데 활용되는 것 처럼 몸속에 열이 많으면서 기가 강한 사람에게 적합하다.

반면 몸이 허약하고 기운이 처지며 음식 생각이 나지 않아 적게 먹는 사람에게는 오히려 해가 될 수 있다. 알로에를 많이 먹으면 극렬한 복통과 설사를 일으킬 수 있는데, 비·위장이 허약하거나 냉하며 몸이 수척하거나 대변이 묽고 설사를 잘하는 사람에게 적합하지 않다. 특히 임산부가 먹으면 유산할 수 있으므로 피해야 한다.

몸이 냉하여 추위를 잘 타는 사람은 알로에가 맞지 않는데 대체 식품으로 마늘이 있다. 마늘은 매운맛에 따뜻한 성질이라 알로에와 정반대이면서 장운동을 조절해 주고 응어리를 풀어주며 항암 효능이 있다.

그리고 몸에 열이 많은 사람의 알로에 대체 식품은 고사리·다시마·

시금치다.

뽕나무 | 잎·가지·껍질·열매 모두 한약재

옛날에는 뽕나무가 느릅나무만큼 흔했으나 1990년대 중반에 화학 섬유의 급격한 발전으로 누에치기가 급감하여 그 수요가 점점 줄어들었다. 하지만 수년 전부터 누에가 건강식품으로 각광 받으며 뽕나무도 조금씩 늘고있는 추세다. 뽕나무에서 가장 중요한 부분으로 당연히 열매인 오디를 꼽지만, 잎·가지·껍질 모두 버릴 것 없는 효능 좋은 소중한 한약재이다.

상엽(桑葉)은 첫서리 내린 뒤에 채취해서 말려서 쓰기에 상상엽(霜桑葉)이라고 하며 차가운 성질로서 열을 내리고 피를 서늘하게 해준다. 풍기와 습기를 없애고 눈을 밝게 하며 대소변을 잘 나오게 하는 효능이 있다.

또한 열감기, 두통, 간의 열에 의한 충혈, 피로 등에 쓰며 심한 갈증과 잠잘 때 식은땀이 나는 경우에도 좋고, 머리카락을 검게 하는 효과가 있다. 혈압·혈당·콜레스테롤을 떨어뜨려 고혈압·당뇨병·동맥경화에 효과가 크고, 중금속을 제거하며 항암 효과도 있다.

뽕잎은 단백질을 다량 함유하고 있는데 이는 누에가 뽕잎만을 먹고 단백질 덩어리인 비단을 토해낼 수 있는 이유다. 식물 중 콩 다음으로 단백질이 많고, 20여 종의 아미노산으로 구성되어 있는데 혈액의 응고를 도와주는 글루타민, 숙취 해소에 좋은 아스파라긴산, 혈액순환을 잘

되게 하고 콜레스테롤을 떨어뜨려 주는 티로신, 세포 노화를 막아주는 글루타티온 등이 대표적이다.

미네랄, 칼슘, 철분, 칼륨 등이 풍부하게 들어있다. 무에 비해 칼슘 60배, 철분이 150배나 많고, 녹차와 비교해 칼슘 60배, 철분이 2배나 많다. 식이섬유가 52퍼센트를 차지해 11퍼센트인 녹차에 비해 훨씬 많고, 비타민 A·B·C·D가 고루 들어 있다. 폴리페놀 성분이 들어 있어 노화 방지 효과가 있다. 뽕잎은 차로 마셔도 좋은데, 감잎차와 마찬가지로 뜨거운 물에 서서히 우려내어 먹는다.

상지(桑枝)는 풍기·습기·담을 없애주고 몸속의 물을 잘 통행시켜 경락을 잘 통하게 하고 관절을 이롭게 하는 효능이 있다. 나뭇가지는 사람의 팔다리에 해당하는데 팔다리·관절이 쑤시고 저리거나 떨리는 증상, 근육과 뼈에 통증, 몸이 붓는 등의 질환에 활용되어 왔다. 또한 중풍에 의한 반신불수, 운동신경마비, 관절통, 부종, 고혈압, 동맥경화 등에도 활용되고 있으며, 습기와 담, 물기를 없애주고 몸을 가볍게 하여 비만증 개선에도 효과가 있다. 콜레스테롤과 혈압을 떨어뜨리고 이뇨·진통·항균·해열·소염 작용 등이 있는 것이 연구결과 밝혀졌다.

뽕나무의 뿌리껍질, 즉 근피(根皮)를 약으로 쓰는데, 《동의보감》에서는 상근백피(桑根白皮)로 나오고 상백피(桑白皮)라고도 한다. 상백피는 차가운 성질로서 폐의 열을 내려주고 기를 아래로 내려주어 대소변을 잘 나오게 하는 효능이 있다. 상백피는 폐의 색인 흰색으로 폐에 작용하여 열로 인한 감기·기침·기관지염·천식 등의 치료에 효과가 크고, 몸속의 물기를 소변으로 배출시키는 작용이 강해 소변이 잘 나오지 않거나 몸이 붓는 질환에 좋은 약이 된다.

뽕나무의 꽃과 뿌리도 약으로 쓰였으며 뽕나무에 붙어사는 식물과 동물도 한약재로 쓰였는데 대표적으로 뽕나무 겨우살이라 불리는 상기생(桑寄生)과 누에가 있다. 먼저 상기생은 겨우살이과에 속하는 기생식물로 늙은 뽕나무에 기생하여 그 영양을 빨아 먹고 자란다. 《동의보감》에는 상상기생(桑上寄生)으로 나온다.

풍기와 습기를 없애주고 간과 신장을 보충하며 근육과 뼈를 튼튼하게 하고 경락을 통하게 하는 효능이 있다. 따라서 허리와 무릎 등 관절의 통증에 좋고 젖을 잘 나오게 하며 임신부의 태를 편안하게 하는 안태 효능도 있다. 상기생의 주성분은 플라보노이드·사포닌 성분이다.

뽕나무에 기생하는 식물 중 또 하나 항암 효과가 크다고 알려져 있는 상황(桑黃)버섯이 있는데 주로 뽕나무를 비롯한 활엽수의 밑동 부분에서 자란다.

누에나방과 병든 누에도 좋은 한약재로 쓰이고 있다. 조선시대에 영의정을 무려 6차례나 지낸 이원익이 평안도 안주목사로 부임했는데, 고을 백성들의 삶이 넉넉지 못했다. 이를 안타깝게 여겼던 이원익은 고심 끝에 안주에 없었던 뽕나무를 보급하여 뽕을 기르고 누에를 치게 했다. 양잠업을 크게 장려한 그의 노력 덕분에 피폐했던 안주 백성들의 생활은 점차로 윤택해지게 되었다고 한다. 이후 안주 사람들은 뽕나무를 이공상(李公桑), 이원익을 이상공(李桑公)이라고 불렀다고 한다. 이원익은 청렴하고 검소했기에 청백리에 선정되었고, 무려 88세까지 장수했다. 그 외 상표초(桑口)도 있다. 뽕나무에 붙은 사마귀의 알집을 말하는 것인데 뽕나무 가지에 붙어 있는 알집의 약효가 가장 좋다고 하여 상표초란 이름이 붙었다.

옻 | 수족냉증을 치료하는 열성 항암제

혹시 옻이 올라 고생한 적이 있는가? 산에 갔다가 우연히 옻나무에 닿거나 옻닭을 먹어 옻독이 올라 피부가 부풀어 오르고 심하게 가려워져 애를 먹은 사람이 있을 것이다. 이렇듯 옻은 알레르기 반응으로 사람들을 괴롭히는 존재이기도 하지만 동시에 훌륭한 약효를 가지고 있는 약재이기도 하다. 실제로 옻을 이용한 민간요법이 많이 전해오고 있는데 중앙아시아 고원지대인 티베트 및 히말라야 지방이 원산지이다. 한국·중국·일본·베트남 등의 아시아 지역에서 재배되어 왔으며 그 역사가 4,000년이 넘는다. 우리나라에는 함경북도를 제외한 전 지역에 분포되어 있을 만큼 흔했으나 현재는 대부분 원주 지역에서 생산되고 있다.

약으로 쓸 때는 말린 건칠(乾漆)을 쓴다. 약 2,000년 전에 나온 한방 약물 서적인 《신농본초경》에 의하면 근육과 관절이 부러지고 상한 것을 이어주고 뇌수를 강하게 하며 저린 병증을 치료하고 오래 먹으면 몸을 가볍게 하여 늙는 것을 견디게 한다고 했다. 《향약집성방》과 《동의보감》에도 효능이 나온다.

옻은 매운맛에 따뜻한 성질이며, 아래로 내려가는 성질이다. 어혈을 깨뜨리고 덩어리를 풀어주며 여성의 월경이 막혀서 나오지 않는 것을 치료한다. 어혈은 피가 흐르는 것이 지체되어 시원하게 흐르지 못하거나 피의 상태에 변질이 생긴 것이다. 부딪혀서 피멍이 들어 생기거나 몸속에서 출혈된 것이 덩어리로 굳어지기도 하는데, 옻은 특히 오래도록 응결되어 단단해진 어혈을 풀어주기에 상위에 언급한 깨뜨린다는 표현을 쓴 것이다. 즉, 어혈을 풀어주는 효과가 아주 강력하다는 얘기다. 또한 몸속에 생기는 종양을 적취(積聚)라 하는데 이를 풀어주는 효능도 있다.

한의학에서 암은 주로 인체의 정기가 허약해진 상태에서 정신적 자극을 과도하게 받거나 외부로부터 나쁜 기운을 받아 내부의 기가 소통이 원활치 않아 담·어혈·수기가 서로 맺히고 얽혀서 생겨나는 것으로 본다. 한의학에서 어혈과 적취를 풀어주는 효능이 있는 한약재는 항암 효과를 가지고 있다고 보는데, 항암에 효과가 있는 성분인 우루시올과 29가지의 플라보노이드 성분이 함유되어 있는 옻 또한 이에 포함된다.

우루시올은 암세포에 대한 강력한 세포 독성 물질로 작용한다. 1997년에 한국과학기술연구원의 생명공학연구소에서 국내산 참옻의 수액에서 우루시올 성분을 찾아내어 실험한 결과, 암세포를 죽이는 탁월한 항암 활성 능력이 있는 것으로 나타났다.

산림청의 임목육종연구소는 옻나무를 열처리해 얻은 화칠(火漆)에서 옻의 알레르기 현상과는 무관한 안전한 복합 물질인(MU2) 성분을 추출했다. 기존의 항암제인 테트라플라틴보다 동물의 혈액암 세포와 인체 폐암 및 위암 세포의 생장을 억제하는 효과가 훨씬 우수하며 암세포를 정상 세포로 바꿔주고 종양 절개 수술 후 나타날 수 있는 암세포의 급속한 증식을 막아주는 것으로 연구결과 확인됐다. 그 밖에 항산화 기능과 숙취 해소 기능도 있는 것으로 알려졌다.

강원도 원주산 옻의 수액에는 우루시올 성분이 거의 50퍼센트나 되는 것으로 분석되었는데 이는 그 자체로 항암제나 다름없다. 우루시올은 곰의 쓸개 등에서 추출되는 물질로, 인체의 노화를 억제하고 각종 질병을 유발하는 활성산소를 제거하는 능력이 토코페롤보다 2배나 높은 것으로 알려져 있다.

플라보노이드는 혈관의 신생을 억제시켜 암세포를 굶겨 죽이고 전이를 막으며 암세포의 기관 분화 특이 유전자를 전환시켜 정상기관 세포로 분화되도록 유도하는 작용이 있다. 암세포의 유전적 변형을 차단하여 정상적인 세포 분열을 유도함으로써 악성 암세포를 회복시키는 것이다.

《동의보감》에 나오는 기생충을 없애주는 약 중에 건칠이 있다. 기생충을 없애는 한약재의 대부분이 항암 효과가 있듯이 건칠도 항암 효과가 있으며 기생충 정도는 쉽게 제거할 수 있다. 건칠을 부스러뜨려서 연기가 나지 않을 때까지 볶은 다음 가루를 내어 봉밀에 반죽해서 벽오동 씨만 하게 알약을 만들어 한 번에 15알씩 따뜻한 물로 먹거나 가루를 내어 한 번에 4g씩 따뜻한 물에 타서 먹으면 회궐(蛔厥)로 생긴 심통, 즉 가슴앓이가 낫는다고 한다.

옻은 추위를 많이 타거나 수족냉증이 있는 경우에도 효과적이다. 따뜻한 성질이므로 혈액순환이 잘 되게 하여 몸을 따뜻하게 해준다. 또한 몸이 냉하여 생긴 어혈은 혈액순환을 촉진하고 기운을 잘 통하게 하여 풀어준다. 이런 작용 때문에 몸이 냉한 여성의 월경불순·생리통에도 효과가 크고, 몸이 냉한 남성들의 정력에도 도움을 준다. 또한 위염 위

궤양의 원인이 되는 헬리코박터균을 제거하는 작용을 하여 위장병에도 좋은 효과가 있다.

여름에는 몸속의 양기가 피부 표면으로 발산되어 뱃속이 차가워지기 쉽다. 그렇기 때문에 찬바람을 쐬거나 찬 음식을 자주 먹게 되면 복통, 설사, 여름 감기 등 차가운 기운으로 인한 질병에 걸리기 쉽다. 이에 예로부터 우리 조상들은 속이 냉한 것을 치료하기 위해 옻닭이라든가 삼계탕·보신탕 등의 열성 음식을 먹어 양기를 보충했다. 옻은 열성이 강하기 때문에 몸에 열이 많은 체질은 피해야 한다.

옻은 노화를 억제해 주고 기력을 보충해주는 효능도 있다. 옛날 걸음걸이가 가재 같을 정도로 쇠약한 어느 노인이 우연한 기회에 옻을 처방받고 달여 20여 일간 먹었더니 굽었던 허리가 펴지고 흰머리는 옻칠을 한 듯 검게 변했으며 얼굴에는 윤기가 돌아 마치 30대의 젊은이처럼 변했다는 이야기가 전해진다.

그렇지만 한의서에 의하면 기력이 약하면서 어혈이 없는 사람은 옻을 피해야 하고, 혈이 막힌 것이 없는 사람이 옻을 먹으면 혈이 크게 상하고 위장의 기를 손상시킨다고 했다.

옻은 양기가 약한 사람과 습관성 유산이 있는 여성에게 보약이 될 수 있다. 하지만 약성이 강력한 데다 아래로 내려가는 성질이고 독성도 있으므로 기가 몹시 처지고 위장이 허약한 사람에게는 해가 될 수 있다. 그래서 예로부터 옻을 닭고기에 넣어 칠계(漆鷄)로 먹었다.

닭고기는 비·위장이 허약하여 입맛이 없고 설사나 이질에 좋은 효과가 있는데 닭중에도 비장의 누런색을 닮아있고 땅을 상징하는 암탉,

즉 색이 누런 암탉이 가장 좋다.

옻과 닭고기 모두 따뜻한 성질이므로 몸이 찬 체질에 적합하기에 손발과 배가 차고 추위를 타는 소음인이 먹으면 효과를 보지만, 몸에 열이 많아 더운 것을 싫어하고 밥을 먹으면서 땀을 많이 흘리는 소양인에게 맞지 않다.

어혈로 허리가 아프거나 타박상으로 근육이나 골격에 상처를 입어 멍이 풀리지 않을 때 옻을 먹으면 어혈이 제거되고 근육과 골격이 힘을 얻게 되고 찬 곳에 오래 머물러 팔과 다리에 통증이 오는 경우 옻을 달여 먹으면 통증이 가라앉고 마비가 풀어진다.

그 밖에도 만성 위염에는 닭의 내장을 제거하고 옻나무 껍질을 가득 채워 넣고 삶아서 물과 고기를 이틀에 걸쳐 먹으면 좋고, 담석증, 신장결석, 복막염 등에 칠계나 칠란을 먹으면 극심한 통증이 멎고 복수가 빠진다고 전해진다.

옻이 오르면 피부가 부풀어 오르고 가려운 피부염 증상이 나타나는데 심한 경우 목이 부어 호흡곤란이 오기도 한다. 이는 옻나무의 수지 속에 우루시올이라는 페놀성 물질 때문인데 이렇게 옻이 잘 오르는 사람은 밤나무 잎을 끓여 마시거나 환부를 씻어주면 탁월한 효과를 볼 수 있다.

누에 | 중풍·당뇨병·갑상선기능항진증 치료약

가난했던 시절 서민들의 요긴한 단백질 공급원이자 영양 간식이었던 누에 번데기. 요즘은 잘 보이지 않는다. 이유가 뭘까? 1970년대 전 세계 누에고치 생산량의 10퍼센트를 차지했을 정도로 활발했던 양잠산업은 1990년대 중반 화학섬유에 밀려나면서 양잠농가가 점점 사라지게 되었고 따라서 번데기도 우리 주위에서 찾아보기 어렵게 되었다.

누에를 먹으면 중.노년기 성인병 예방과 치료에 좋다는 것이 연구결과가 나오며 양잠농가가 다시 늘어나는 추세이고 덩달아 누에고치의 먹이가 되는 뽕잎 때문에 뽕나무도 늘어나고 있다. 하지만 누에고치를 만들기 전 애벌레 상태에서 분말 등으로 가공되기 때문에 아쉽게도 국산 번데기는 시중에서 구하기 힘들다고 한다.

누에 번데기는 잠용(蠶蛹)이라고 하는데, 달고 짜고 매운맛에 중간 성질로서 비·위장을 조화롭게 하고 만성 간염·지방간·만성 기관지염의 치료에 쓰인다. 특히 번데기 기름은 당뇨병의 치료에 상당한 효과가 있고 영양이 풍부하여 식용으로 아주 좋다. 100g당 217kcal나 되고, 단백질도 22g이며 지방·당질을 비롯하여 칼슘·회분·인·철·비타민 A·B1·B2·B3(니아신) 등이 들어 있다. 단백질에는 필수 아미노산이 골고루 들어 있고, 티로신이라는 중요한 아미노산이 많이 들어 있다. 지방산은 70퍼센트가 몸에 좋은 불포화지방산인데, 특히 혈액 내 중성지방을 떨어뜨리고 혈액이 엉기는 것을 감소시키는 오메가3 계열인 리놀렌산의 함량이 25퍼센트나 되며, 소화·흡수되기 쉬운 올레산과 리놀산 등으로 구성되어 있다.

단백질과 필수 아미노산을 비롯한 영양이 풍부한 데다 특히 뇌의 혈액순환이 잘되게 해주는 레시틴이 풍부해 뇌혈관 및 조직에 콜레스테롤과 미네랄이 축적되는 것을 막아준다. 레시틴은 발육기 어린이들의 뇌 조직과 신경 구성에 필수적인 성분으로서, 레시틴이 부족하게 되면 집중력이 떨어지고 기억력이 감퇴되어 학업에 나쁜 영향을 줄 수 있다. 이렇듯 번데기는 아이들의 훌륭한 간식이다.

벌레약물은 기의 통로인 경락이나 혈을 잘 통하게 하며 뚫어주고 파고들어가는 성질이 강해 담이나 혈이 맺히고 응어리진 것을 풀어주는 효능이 식물성 약재에 비해 매우 크다. 그렇기 때문에 오래된 어혈은 물론이고 노년기의 혈액순환 장애나 혈관 폐쇄·중풍·종양 등 오래된 고질병의 치료에 효과적이다.

아무 누에나 모두 한약재로 쓰이는 것이 아니고, 균에 감염되어 스스로 뻣뻣하게 굳은 채로 죽어 있는 백강잠(白僵蠶)을 약재로 쓴다. 희고 곧은 모양이 때문에 이름 붙여진 백강잠은 짜고 매운맛에 중간 성질로서 풍기를 물리치고 열을 내려주며 담을 삭여주고 습기를 말려주는 효능이 있다. 혈맥과 경락을 잘 통하게 하는 약효가 있기에 각종 성인병의 치료와 예방에 좋다.

누에는 중풍으로 반신불수가 되고 언어 장애가 생겼을 때 중요하게 쓰이며, 입이 한쪽으로 돌아가고 한쪽 눈이 완전히 감기지 않는 와사풍(안면신경마비)의 치료에는 필수적이다. 손발이 저리고 뻣뻣하거나 떨리는 경우는 물론 머리가 무겁고 두피와 입·혀의 감각이 이상하거나 귀가 멍멍하고 눈이 아프고 눈썹 주위가 당기면서 아픈 두풍의 치료에도 쓴다.

또한 혈당을 떨어뜨리는 효과가 커 당뇨병에도 좋고, 갑상선기능항진증과 신부전증의 치료에도 쓴다. 이 밖에 아이들 병에도 쓰이는데, 열이 나면서 팔다리가 뒤틀리는 열성경련, 즉 경기에 쓰이고, 밤에 잠자지 않고 보채거나 우는 야제증(夜啼症)에도 효과가 있다.

누에는 혈이 허약하거나 풍과 열의 기운이 없는 경우나 심장의 기가 허약하여 정신이 편안하지 않은 경우에도 주의해야 한다. 벌레 약물은 약효가 강해 부작용도 상당히 크기 때문에 함부로 먹어서는 안 되고, 반드시 한의사의 진찰을 받아서 복용해야 한다. 따라서 벌레 약물이 포함된 건강식품을 복용하는 경우에도 주의가 필요하다.

누에나방도 교배하지 않은 수컷을 한약으로 쓰는데 원잠아(原蠶蛾)라고 하며, 신장의 양기를 보하는 효능이 강하여 성기능을 강하게 하고 정액이 새어나가는 것을 막아준다. 정력제로서의 효과가 탁월하여 한의서에서는 누에나방을 볶아서 환을 만들어 술로 먹으면 좋다고 했다.

실험 연구에서도 누에나방은 남성의 발기에 관여하는 산화질소와 남성호르몬을 증가시키는 것으로 나타났다. 명·청대의 황제들이 즐겨 복용했던 귀령집(龜齡集)이라는 보약 처방에 수컷 누에나방이 들어갔다는 사실만 보더라도 정력제로서의 효과는 오래전부터 검증되었다는 것을 알 수 있다. 하지만 이렇게 효과 좋은 정력제라 하더라도 열성이 강하기 때문에 음기가 허약하면서 열이 있는 경우에는 피해야 한다.

사실 수컷 누에나방은 구하기도 쉽지 않고 워낙 값이 비싸기에, 일반인들은 접하기가 쉽지 않다 이를 대체할 수 있는 식품으로 누에 번데기가 있다. 번데기도 성기능을 강하게 하는 효능이 큰데, 남성의 발기 촉진 성분의 하나로 알려진 사이클릭 GMP(guanoxine monophosphate의 약칭)의 합성을 촉진하는 단백질이 발견되었고 남성호르몬증가, 발기촉진, 정자수의 증가 등 수컷 누에나방의 효과에 버금가는 효과가 있다는 것이 연구결과 밝혀졌다.

잠사(蠶砂)라는 누에의 똥도 약으로 쓰는데, 달고 매운맛에 따뜻한 성질로 팔다리가 저리거나 중풍으로 손발을 잘 쓰지 못하는 경우와 월경불통·협심증 등에 활용된다.

노봉방 | 봉독·프로폴리스를 함유한 강력한 항산화제

지구상에서 꿀벌이 자꾸 줄어들고 있어서 문제가 되고 있다. "꿀벌이 없어지면 인류는 4년 안에 멸망할 것"이라는 아인슈타인이 예언도 있듯이, 꿀벌이 인간에게 주는 혜택이 너무나 많다. 벌은 몸에 꽃가루를 묻혀 옮겨 다니며 식물의 교배를 돕고 과실을 맺게 하는 중요한 역할을 하기 때문에, 만약 벌이 사라진다면 식물의 번식은 물론 식물의 과실을 먹는 인간의 식탁에 문제가 생길 수밖에 없다. 유엔 식량농업기구에 따르면 100대 농산물 생산량에 대한 꿀벌의 기여도는 71퍼센트에 육박할 정도로 높기 때문에 당장 꿀벌이 없다면 100대 농산물의 생산량이 현재의 29퍼센트 수준으로 현저히 줄어든다고 한다. 이렇듯 꿀벌의 존재는 인류의 생존에도 깊이 관여하고 있음을 알 수 있다.

게다가 꿀벌이 주는 꿀은 약효도 대단해 한약재로 쓰여 왔는데, 벌집도 한약으로 쓰였는데 벌집 중에도 말벌의 집이 최고의 약효를 자랑한다. 말벌집을 채취하여 햇볕에 말리거나 약간 삶은 후 죽은 벌이나 번데기를 제거하고 말린 것을 노봉방(露蜂房) 혹은 봉장(蜂腸)이라고 한다. 벌집에서 채취해서 가공하여 건강식품으로 나오는 것이 프로폴리스이다.

말벌집은 나무나 바위에 붙어 있는 크고 누런 벌집이다. 땅속에 든 것도 있고 간혹 무덤 속에 있기도 하다. 마을에 있는 것은 약효가 약하기 때문에 쓰지 못하고, 깊은 산속에서 바람과 이슬을 맞은 것이 좋다.

자연과 함께 자생하는 벌집에서 프로폴리스 성분을 추출하지 않은 자연상태, 즉 벌·벌집·애벌레 그대로를 약으로 쓴다. 늦가을부터 초겨울 사이에 채취하여 증기에 찌거나 햇볕에 말린 다음 볶아서 말리고 가루를 내어 공복에 술로 먹거나 달여서 복용한다.

말벌집은 풍을 물리치고 독을 없애주며 종기를 풀어주고 통증을 그치게 하며 특히 벌레를 죽이는 거풍, 공독, 산종, 지통, 살충 등의 효능이 탁월하기 때문에 악창, 악핵, 부골저, 석저, 탈저, 흑정, 징가, 적취, 나력 등의 종기와 악성종양, 치질 등의 각종 염증성 질환과 외과 질환의 치료에 활용되어 왔다. 요즘의 약초로 보면 항암, 항염증, 진통, 해열, 심장운동증강, 혈액응고촉진, 지혈, 구충 등의 작용으로 볼 수 있다. 노봉방은 활성산소와 활성질소를 소거시키고 염증 인자 단백질의 발현을 억제하는 것이 연구결과 나타났다.

기관지천식 등 호흡기질환, 위염·위궤양 등 소화기질환, 중풍·동맥경화 등 뇌순환기질환에 쓰여 왔으며 각종 신장염·복수 등 신장질환, 당뇨병·신경통 등에 효과가 있고, 관절이 붓고 근육경련·저림증 등에도 쓰인다.

유옹(유방에 생긴 응어리)·옹저 등의 외과질환에는 노봉방을 가루로 만들어 개어서 바르거나 노봉방을 달인 물로 환부에 약기운을 쐬거나 씻어주면 치료효과가 있다. 살균효과도 있는데 노봉방을 위주로 당귀·향유 등의 약재로 만든 자운고(紫雲膏)라는 바르는 연고를 만들어 피부질환에 활용되어 왔다.

또한 신장의 양기를 흥분시켜 남성의 발기부전과 소변을 자주 보거나 찔끔거리는 병증의 치료에 효과가 크고 놀라서 생기는 간질이나 정신질환의 치료에도 활용되어 왔다. 이렇듯 효능이 광범위한 노봉방은《신라법사방(新羅法師方)》에 사용법이 잘 정리되어 있다.

말벌집의 성분은 주로 밀랍과 수지인데 휘발성정유·칼슘·철분·아미노산·유기산·회분·구리·망간·아연·비타민B·C·E·프로비타민A·플라보노이드 등이 함유되어 있다. 이런 이유로 예전부터 땅속의 숨은 보물로서 여러 가지 불치병과 만성질환 등을 치료하는 귀한 약으로 알려졌다.

또한 봉독은 52퍼센트를 차지하는 멜리틴, 10~12퍼센트를 차지하는 포스폴리파아제, 아돌라핀이 주성분인데 멜리틴은 항균·항바이러스 작용, 포스폴리파아제는 혈압강하·혈전형성억제 아돌라핀은 항염·해열 등의 효과가 있다. 그 밖에도 봉독은 혈관 벽의 상처를 아물게 하고 혈관 확장에 도움을 주어 발기력 증가, 위산 분비촉진, 면역력 증강 등의 작용이 있다.

말벌이 꽃이나 나무로부터 채집한 수지에는 잎·꽃·열매 및 새싹을 보호하기 위해 분비된 항균성·방수성·절연성을 가진 성분이 들어 있는데, 거기에 말벌 자신의 침을 섞어 혼합하여 만든 것이 바로 프로폴리스이다. 즉, 식물의 수지 화합물과 말벌의 타액효소가 혼합되어 만들어진

황갈색 또는 암갈색의 물질이다.

그러므로 프로폴리스는 바이러스·세균·곰팡이 등의 유해한 미생물이 침입하여 질병이 발생하는 것을 방어하는 작용을 한다. 강한 항산화 활성을 가지고 있어 항균·항염증·항궤양·항암·면역조절 등의 작용을 한다. 기원전 300년경 이집트에서 화농 방지제로 사용되었고, 군인들이 전쟁터에 나갈 때 상처가 생기면 치료하기 위해 휴대했다고 한다.

말벌집은 기와 혈이 허약한 사람은 주의해야 한다. 특히 악창이 곪은 후 원기가 쇠약해진 사람은 복용하지 말아야 한다. 그리고 노봉방의 정유 성분에 독성이 있어 오래 달여 먹거나 볶아 정유를 날려 보내고 먹어야 한다. 과도하게 복용하면 급성 신장염을 일으킬 수 있으니 복용할 때 적당량을 먹는 것이 안전하다. 특별한 질병이 없이 건강을 위해 복용하려는 경우라 해도 자신의 몸 상태에 맞는지, 용량과 기간을 어느 정도 해야 하는지 한의사에게 꼭 상담 받는 것이 좋다.

노봉방을 술로 담근 노봉방주를 찾는 사람도 적지 않은데 효과가 좋지만 역시 독성이 있으므로 하루에 소주잔으로 반 잔 정도 적당량을 마시는 것이 안전하다. 사람에 따라 더 적게 마셔야 하는 사람이 있을 수 있으니 상위에서 언급한 것처럼 한의사와 상담 후 마셔야 한다.

결명자 | 눈의 충혈과 피로를 풀어주는 특효약

결명자가 건강에 좋고 특히 성인병 예방에 탁월한 효능이 있다는 사실이 알려지면서 차로 끓여 물 대신 마시는 사람이 많아졌다. 그런데 누구나 많이 마셔도 괜찮을까?

결명자는 콩과의 한해살이 풀이다. 원산지가 북아메리카이고, 오래 전부터 중국과 우리나라에서 한약재로 사용되어 왔다. 차가운 성질이기에 풍과 열을 제거하는 효력이 커서 머리로 열이 달아오르는 경우를 비롯하여 중풍의 치료에 쓰인다. 특히 간장 경락에 들어가 작용을 나타내므로 간장의 열을 내려주는데, 간이 피를 갈무리하는 곳이므로 코피를 멎게 하는 효능도 있다. 또한 대소변을 잘 나오게 하는 효능이 있어 열로 인한 변비와 습관성 변비에 좋고 열성 체질의 비만증에도 탁월한 효과가 있다.

한의학에서는 결명자가 주로 간에 작용하는 것으로 보는데, 실제로 간염과 간경화로 인한 복수에 좋다. 혈압을 내려주고 콜레스테롤을 떨어뜨리는 효과가 있으며 항균작용도 있어 포도상구균·연쇄상구균·폐렴균·이질균·대장균 등을 억제한다. 피부사상균의 발육을 억제하는 항진균 작용도 있다.

주성분은 비타민 C·에모딘·비타민 A의 전구물질인 카로틴·캠페롤·각종 필수 지방산 등이다. 안트라퀴논 유도체인 크리소파놀·에모딘 등이 완화작용을 나타내므로 변비에 효과적이다.

결명자는 밝을 명(明)자가 들어 있으니 눈을 밝게 해준다.《동의보감》에서는 결명자를 매일 아침 공복에 한 숟가락씩 복용하면 100일 만에 밤에 촛불 없이도 사물을 볼 수 있다고 쓰여 있다. 좀 과장된 표현이지만 그만큼 효과가 크다는 의미이다.

결명자의 별명도 눈과 관련된다. 천리를 볼 수 있다고 하여 천리광(千里光), 눈동자를 회춘시킨다고 하여 환동자(還瞳子)라고 한다. 별명과 무관하지 않아 눈동자가 쑤시고 눈자위가 당기는 등의 각종 눈병의 치료에 쓰였다. 특히 눈의 충혈과 피로를 풀어주는 데 특효이다.

눈병은 거의 대부분 열로 인해 생기고 간과 눈이 밀접한 관계가 있는데, 결명자는 간에 작용한다. 간의 화가 위로 치솟아 오르면 눈이 충혈되고 붓는 증상이 나타나고 빛을 쬐면 눈물이 나오는 등의 증상이 생기는데, 이때 결명자가 효과적이다. 그래서 결막염·야맹증·백내장·녹내장 등의 각종 안과질환의 치료에 활용되어 왔다.

전복의 껍데기인 석결명이나 맨드라미 씨인 초결명(草決明)도 '명'자가 들어 있으면서 차가운 성질이기에 눈병의 치료에 효과가 있다.

결명자를 한약재로 쓸 때는 살짝 볶아두었다가 달여야 하고, 오래 먹을 경우에는 누렇게 되도록 볶아서 차로 마시면 된다.

급성 결막염이 생겼을 때는 결명자에다 국화·만형자를 함께 넣고 달여 먹으면 효과가 있다. 과음한 후에 진하게 끓인 결명자차를 마시고 자면 숙취가 풀린다. 입안에 염증이 생겼을 때 결명자를 진하게 끓인 것을 2~3분간 3~4회 머금고 있으면 효과가 좋다.

결명자는 몸속에 열이 많고 얼굴에 열이 달아오르는 사람에게 적합하다. 반면에 속이 냉한 체질인 사람이 결명자를 먹으면 소화장애와 설사가 유발되기 쉽고, 오래 먹으면 기를 가라앉히므로 피해야 한다. 특히 평소 추위를 많이 타고 대변이 묽거나 저혈압인 경우는 반드시 피해야 하는데, 이럴 때 복용하면 몸의 기운이 떨어지고 어지럼증이 생기게 된다. 이렇듯 결명자가 모두에게 좋은 게 아니기 때문에 자기 체질을 잘 알고 그에 맞게 먹는 것이 중요하다. 눈에 좋다고 하여 결명자를 끓여 물 대신 마시는 사람들이 많은데 상위에 언급했던 것처럼 냉한 체질의 사람은 피하는 게 좋다.

두피와 입·혀의 감각이 이상하며 귀가 멍멍하고 눈썹 주위가 당기면서 아픈 느낌이 드는 두풍증이나 두통은 머리에 열이 많은 상태인데, 결명자를 넣거나 결명자와 전복 껍데기를 함께 넣어 먹으면 좋다. 그 밖에 불면증과 수험생들이 머리가 맑지 못한 경우, 중풍으로 오래 누워 지내는 사람은 머리와 정신을 맑게 해주는 효능이 있으므로 결명자를 베갯속으로 넣은 약 베개를 만들어 베고 자면 좋다.

익모초 | 산전·산후에 좋은 부인의 성약

익모초는 약간 맵고 쓴맛에 서늘한 성질로서 부인과 질환에 탁월한 효과가 있다. 혈을 통행 시키고 물을 잘 배출시키며 어혈을 없애고 새로운 혈이 생겨나도록 촉진해주는 효능이 있기 때문에 생리가 제때 나오지 않거나 생리통이 심하거나 냉이 많아 고생하는 여성에게 좋은 약이다. 이러한 이유로 혈의 문제 때문에 생기는 질병의 성약(聖藥)으로 알려졌다.

한의학에서 우리 몸을 유지시켜 주는 2가지 주체는 기와 혈인데, 남성은 기, 여성은 혈을 위주로 한다. 익모초는 혈을 다스리기에 여성에게 반드시 필요한 약이 되는 것이다.

미끄럽고 소통시키는 성질을 가지고 있어 여성들의 산전·산후에 생기는 모든 질병에 쓰인다. 또 자궁의 회복을 도와준다 하여 부인의 선약(仙藥)이라 불려졌다. 자궁을 수축시키고 지혈·이뇨 작용이 있는 것이 연구결과 입증되어 여성의 질병 하면 익모초가 제일 먼저 떠오를 만큼 유명해졌다.

여성질병 치료에 대명사라 불릴 만큼 유명한 익모초도 절대로 먹어서는 안되는 때가 있는데 바로 임신했을 때이다. 혈을 원활하게 해주고 어혈을 풀어주는 효과가 오히려 역효과를 낳아 태를 떨어지게 할 수 있으므로 임신이 되면 절대로 복용해서는 안 되는 약이다.

손발이 냉한 경우 익모초를 복용하면 효과를 본다는 얘기가 있는데, 무조건 좋은 것이 아니고 뱃속에 무엇이 뭉쳐있는 듯한 느낌이 있으면서 아랫배와 손발이 찬 경우에 좋다. 몸에 열이 있는 편인 사람에게 맞고, 몸이 냉하고 추위를 타는 여성에게는 맞지 않다.

익모초는 여름철에 성장이 왕성할 때 채취해서 햇볕에 말려 탕약이나 가루약, 환약으로 만들어 복용한다. 주로 단오에서 유두 무렵에 뜯었는데, 생즙을 내서 먹으면 더위를 먹고 입맛이 없는 경우에 좋다. 종기가 있거나 뱀에 물린 경우에 즙을 내어 마시거나 상처에 붙여도 좋다.

익모초는 쓴맛이 강하여 오래 먹기가 힘들기 때문에 오래 달여서 고약으로 만들어 먹는데 익모고(益母膏) 혹은 환혼단(還魂丹)이라고 한다. 익모초를 뿌리째 채취하여 깨끗이 씻어 절구에 곱게 찧은 후 베수건으로 짠 농즙을 옹기 속에 넣어 강하지 않은 불로 졸이면 조청같이 되는데 이

것을 항아리에 넣어 두고 한 숟가락씩 먹으면 된다.

익모초씨도 충울자(茺蔚子)라 하여 약으로 쓴다. 약간 따뜻한 성질이며 월경을 순조롭게 하고 눈을 밝게 하며 이뇨 작용이 있다. 고혈압·두통·부종 등에 효과가 있는데, 몸이 허약하거나 설사가 있는 경우에는 피해야 한다.

혈이나 원기를 보충해 주는 효과가 없어 보약으로 볼 수 없고 주로 치료제로서의 역할을 한다. 기와 혈이 허약하고 특히 비·위장이 허약해 설사를 자주하는 사람은 복용하면 오히려 해가 될 수 있다.

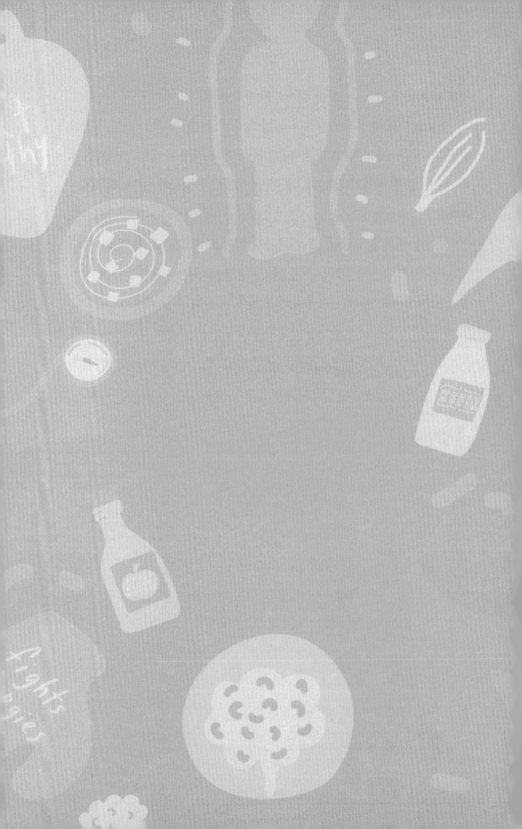

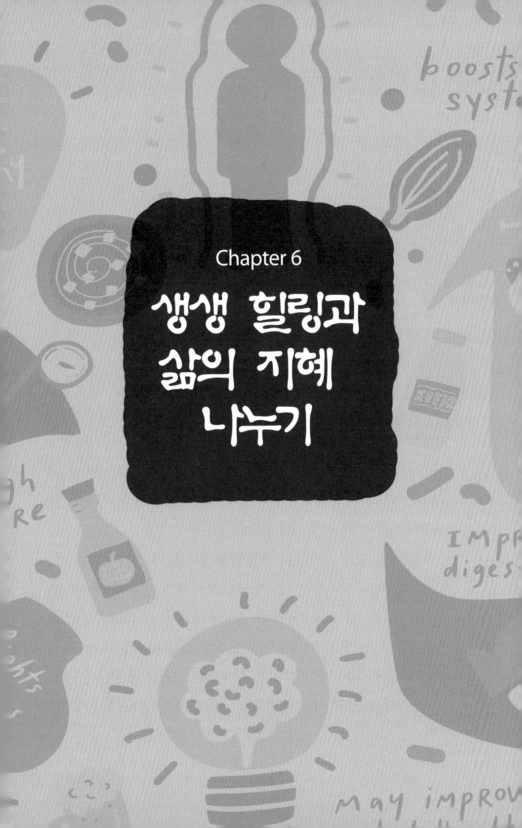

Chapter 6

생생 힐링과
삶의 지혜
나누기

상대적 박탈감이 들 때

'SNS 우울증'이라는 말이 있다. SNS를 많이 하는 사람일수록 그렇지 않은 사람보다 우울감을 더 많이 느끼는 경향이 있다는 것이다. 그이유가 '상대적 박탈감'에 있다고 한다. SNS를 자주 보다 보면 남들은다 활기차고 멋진 삶을 사는데 나만 평범하고 별 볼 일 없는 것 같다는생각에 쉽게 우울감에 빠지는 것이다.

하지만 SNS에 대해 우리가 한 가지 간과하는 사실이 있는데 사람들은 대부분 자신의 좋은 면만 남에게 보여 주고 싶어 한다는 것이다.지금 이 글을 읽고 있는 독자분도 그렇지 않은가? 자신의 어려운 상황,부끄럽고 초라했던 경험, 심각한 고민, 약점 같은 것들을 누구나 볼 수있는 공간에 공유할 수 있겠는가? 사실 모든 사람의 삶에는 예외 없이희로애락과 길흉화복이 뒤섞여 있다. 그런데 우리가 SNS를 통해 접하는 세상은 어둡고 힘든 면은 쏙 빠지고 대부분 밝고 즐거운 면만 부각되고 있다. 특히 현실에서의 만족감이 떨어지는 사람일수록 SNS 같은 가상 공간에서 자신을 과시하며 현실의 삶을 보상받으려는 경향이 더 크다고 한다.

그렇기 때문에 평소 이런 균형있는 시각을 잃지 않고 SNS 활동을 하기는 쉽지 않을 것이다. 열심히 자기 나름의 삶을 살아가다가도 다른 사람과 삶이 비교 대상이 되는 순간 우리 마음은 위축되고 쪼그라든다. 그리고 이런 상대적 박탈감은 이내 질투라는 감정으로 바뀌기 십상이다. 질투를 느끼다 보면 누군가를 질투하는 자신에 대한 자괴감이 함께 찾아오기 때문에 질투는 그 어떤 감정보다 두 배 더 괴로운 감정이라 생각된다.

질투는 내가 가지지 못한 것을 남이 가지고 있고, 그로 인해 남이 나보다 인정과 사랑을 더 받는다고 느낄 때 생겨난다. 결국 질투는 대부분 우리가 불안한 존재이기 때문에 느끼는 보편적인 감정이라고 할 수 있다. 남들보다 뒤쳐져 살아남지 못할까 봐 갖게 되는 감정인 것이다. 질투의 마음이 들어 괴로울 때는 그런 내 모습에 대해 부정만 하지 불안해 하고 있는 내 안의 어린아이를 먼저 다독여 주고 질투를 좋은 원동력으로 승화해 보자. 먼저, '자신이 무엇을 부러워하고 있는지' 생각해 보고 그것이 노력으로 얻을 수 있는 요소(주로 훈련으로 되는 것들)인가 아무리 노력해도 얻을 수 없는 요소(주로 타고난 것들)인가를 냉철하게 판단해야 한다.

노력으로 얻을 수 있는 것이라면 그것은 평소 자신이 '간절히 원하던' 무언가일 수 있다. 뛰어난 어학 실력, 활기차게 사는 모습, 사람들과 잘 어울려 지내는 모습, 등 무엇이 됐건 여러 가지 모습들이 있을 수 있다 그럴 때는 '저 사람도 저 정도에 이르기 위해 뒤에서는 남몰래 피땀을 흘렸을 거야' '과정 없이 결과만 누리려고 한다는 건 공짜를 바라는 욕심이야' 하는 마음을 가지고 그 사람의 이상적인 모습을 원동력 삼아 자신도 그 영역을 발전시키기 위해 노력해야한다.

반면 노력으로 되는 것이 아닐 때는 그 요소 자체를 부러워하기 보다는 그 요소로 인한 결과물(다른 사람들의 관심 혹은 인정)을 부러워하고 있을 가능성이 높다. 그럴 때는 맞고 틀림이나 우열의 관점이 아닌 다양성의 관점으로 생각을 빨리 전환하는 게 좋다. '나와 다른 사람일 뿐이야' '각자만의 고유한 매력이 있는 거야' '저 사람에게 없는 것을 나는 가지고 있는걸' 하고 말이다. 자신이 갖지 못한 것 대신 자신이 이미 가진 것들로 시선을 돌리는 것이다.

요즘 '금수저', '흙수저'라는 표현이 많이 쓴다. 이미 출발 선상에서부터 다르게 시작해 너무 많은 것들을 쉽게 가진 것 같은 사람들과 비교하여 그렇지 않은 자신을 자조하여 생겨난 말이다. 시작부터 압도적인 차이를 마주할 때면 '나와 달라서'라는 말조차 무색하게 느껴질 때가 있지만 그럴 때는 'No pain, No gain'이라는 말을 기억했으면 한다. 쉽게 얻은 것들은 결코 오래 갈 수 없고 반드시 그만큼의 대가가 있다. 우리 삶은 즐겁고 쉬운 일뿐만 아니라 어렵고 힘든 일들이 끊임없이 찾아오는 파도와 같다. 그런데 이 인생은 파도들을 넘어갈 문제해결력과 회복탄력성(어려움을 이겨내는 능력)은 절대 거저 길러지지 않는다. 어려움을 직접 극복하며 성장해 본 사람만이 스스로 서핑(surfing)할 수 있는 탄탄한 근육을 갖게 된다. 앞으로 그들에겐 그들만의 넘어야 할 파도가 있고 자신에겐 넘어야 할 자신만의 파도가 있다. 오늘 당장 자신에게 주어진 파도를 넘어가는 데에만 집중하여 자신을 한없이 비하하고 스스로를 무너뜨리는 일은 절대 하지 말아야한다.

감정을 덜 버겁게 마주하려면

최근 행복과 성공에 대해 연구를 해 온 많은 학자들은 만족스러운 삶을 사는 데 가장 중요한 요소는 IQ 같은 지적 요소가 아닌 '관계'라고 밝히고 있다. 그리고 그 '관계'에 가장 중요한 영향을 미치는 것이 '감정'이라고 말하고 있다. 쉽게 말해, 공부 잘하고 좋은 직장을 갖는 사람들보다 자신과 타인의 감정을 알아차리고 마주할 수 있는 힘을 지닌 사람들이 삶을 더 만족스럽고 행복하게 산다는 것이다. 하지만 안타깝게도 우리 대부분은 '감정'을 어떻게 마주하고 소화해야 할지 배우지 못하고 자란다.

감정을 마주하는 법은 성장기에 가까운 사람들(주로 부모)을 보며 자연스럽게 습득하게 되는데 부모의 상당수가 감정을 대하는 법에 미숙하다. 왜냐하면 부모의 부모도 좋은 본보기가 되어 주지 못했기 때문이다. 그렇기 때문에 많은 부모가 자녀의 부정적인 감정 반응을 마주하면 혼내거나 무시하거나 주의를 돌리기에 급급하다.

이런 분위기 속에서 자란 사람일수록 감정 자체를 부적절하거나 해로운 것으로 여기게 된다. 그래서 우울하거나 두렵거나 화가 나면 이 감정들을 충분히 느끼기도 전에 '우울한 자신에 대한 죄책감' '불안한 자신에 대한 자괴감' '화나는 자신에 대한 부적절감'처럼 감정에 대한 감정이 솟구치게 된다. 이 뒤따라오는 감정은 처음 느낀 감정보다 몇 배 더 강렬하고 위협적으로 느껴지기 때문에 기분 나빠도 괜찮은 척 슬퍼도 안 그런 척 혼자 속으로 삭히며 앞서 느낀 진짜 감정을 차단해 버리는 사람들이 많다. 당장 그렇게 하는 것이 마음도 편하고 괜찮아 지는 것 같이 느껴질 수 있지만 계속 이런 식으로 회피하다 보면 억압된 감정들은 사라지지 않고 속에서 곪다가 언젠가 부정적인 방식으로 터지게 된다는 것이다. 자기 부적절감과 공감 부족으로 타인과의 교류가 힘들어지거나 자기 자신도 예측 못하는 공격적인 모습이 갑자기 튀어나와 요즘 흔히 말하는 아싸(아웃사이더)가 되기도 한다. 결국 감정을 억압하고 숨기며 살다 보면 자기 자신과도, 타인과도 만족스럽게 관계 맺고 사는 게 어려워진다.

그렇다면 우리는 어떻게 감정을 잘 대하고 소화할 수 있을까? 가장 먼저, 부정적인 감정이 든다고 해서 자신의 존재까지 부정적인 것이 아님을 알아야 한다. 감정은 인간에게 주어진 지극히 자연스럽고 정상적인 것이라는 인식에서부터 시작하자. 감정은 날씨처럼, 겉옷처럼 시시각각 변할 수 있는 표면적인 나 그 이상 그 이하도 아니다. 그러니 감정과 자기 자신을 포장지와 내용물처럼 분리해서 바라보자. 담담한 마음으로 자신을 바라보고 인정하는 자세를 갖는 것이 중요하다. '나는 우울한 존재이다' 대신 '나는 지금 우울한 감정을 느끼고 있다'로, '나는 수치스러운 존재이다' 대신 '나는 지금 수치스럽다는 생각을 하고 있다'로, '나는 무기력한 존재이다' 대신 '나는 몸이 무기력한 상태이다'로 말이다.

사실 감정은 현재 자신의 상태를 알아차리게 해 주는 유용한 신호가 될 수 있다. 예를 들면 우울을 통해 지금 자신이 이상과 현실의 괴리 사이에서 웅크리고 있다는 것을, 불안을 통해 자신이 회피하고 싶은 무언가로 인해 두려워하고 있다는 것을, 화를 통해 자신이 무시당했다고 느끼며 좌절하고 있다는 것을 알아차릴 수 있다.

모호한 감정을 세분화해서 그것들에 이름을 붙여 보자. 사람에게도 이름이 있듯이 감정들에도 고유한 이름이 있다. 예를 들면 '짜증'이라는 감정도 누군가에게는 무기력일 수 있고 누군가에게는 분노일 수 있고 누군가에게는 불안일 수 있다. 이름 붙인 감정을 말이나 글, 그림으로 충분히 표현해 보자. 마음 통하는 가족이나 친구에게 이야기해도 좋고 그림이나 일기로 표현해도 좋다. 충분히 알아차리고 해소된 감정은 흔적 없이 보다 가뿐하게 당신 안에 스며들게 될 것이다.

우울, 한 박자 천천히 가기

우울은 '내 몸과 마음이 소모되었으니 회복이 필요한 때'라고 알려 주는 신호와도 같다. 잠시 웅크려 한 박자 천천히 가라고 알려 주는 자기보호 기능의 일종인 셈이다. 따라서 이때는 몸과 마음을 새롭게 하고 재충전하는 것에 집중할 필요가 있다.

우울증 또는 공황장애가 생소하던 시절 우울증은 '정신'에만 포커스가 맞춰져 정신치료에만 모든 것을 집중했다. 하지만 우울증 환자의 폭발적인 증가와 이로 인한 의료계의 관심과 발전으로 오늘날의 우울증은 '정신'에만 국한된 증상이 아니라 '온몸'이 연결되어 나타나는 증상이라는 게 밝혀졌다. 예를 들어 호르몬, 계절 변화, 수면과 식사 같은 생활 요인, 사고방식 등이 복합적으로 우울감에 영향을 준다. 따라서 우울증의 증상만 일시적으로 빨리 없애려 하기보다는 몸과 마음을 동시에 돌보는 방식으로 꾸준히 개선해 가는 게 좋다.

가장 먼저 지금 자신의 상태를 받아들이는 게 중요하다. 자신이 지금 '몸과 마음이 지쳐 있으니 회복이 필요한 단계'임을 인정하는 것에서 시작해야 한다. 사실 우울을 겪고 있는 사람들은 보통 우울 증상 자체보다도 우울증에 대한 부적절감(수치심, 자기비난)이나 주변 사람들의 시선 때문에 더 고통을 받고 있는 게 사실이다. 그렇기 때문에 자신이 유약하거나 비정상적인 건 아닌지 자책하기 쉬운데 이때 가장 중요한 것은 우울에 대한 인식을 바꾸고 그것을 겪고 있는 자기 자신에 대한 비난을 멈추는 것이다. 혹 가족이나 주면 사람들이 자신에게 냉랭한 시선을 보낸다 해도 자기 자신만큼은 가장 좋은 지지자가 되어 주어야 한다.

또한 우울증을 어쩔 수 없는 병으로 여기지 말고 자신은 지금 영원히 갇힌 동굴이 아니라 터널 속을 지나는 중이고 아무리 길어도 걷다 보면 언젠가 반드시 출구가 나올 거라고 자기최면을 걸어 보는 것도 한결 마음이 편안해 질 수 있을 것이다.

그리고 우울증이란 증상 자체나 그것의 원인을 찾는 일에 너무 몰두한다면 더 큰 고통이 따르게 될 수 있기 때문에 자제하는 것이 좋다. 물론 심각한 트라우마 같은 게 있었다면 과거를 짚고 넘어가는 일이 필요 하겠지만 그럴 땐 자신이 해결하려 하지말고 상담 기관이나 주변에 도움을 받는 것이 좋다. 보통의 경우 원인을 찾겠다며 혼자 과거의 자신에 갇혀 헤매게 되는데 오히려 우울증을 악화시키게 된다. 우울한 감정을 만들어내는 것은 '현재의 나' 보다는 대부분 '과거의 나'에 집중되기 때문이다. 그러므로 현재를 어떻게 대처 해야 할지를 생각하고 다가올 미래에 내가 원하는 모습을 의식적으로 그려 우울의 과거에서 빠져나와야 한다.

마지막으로 규칙적인 식사와 수면, 그리고 머리 쓰는 시간을 평소보다 줄이고 몸을 자주 움직이는 등 몸에 활기가 될 만한 활동을 꾸준히 해 주면 좋다.

천천히 쉬어간다는 생각으로 현실과 맞설 수 있는 힘을 충분히 충전하고 보다 만족스러운 삶으로 나아갈 수 있도록 상위의 내용들을 잘 활용해야 한다.

불안한 나를 불안해하지는 말아요

불안이란 원래 안전하지 않은 일이 일어날 수 있으니 대비하라는 신호와 같다. 그래서 적당한 불안은 우리를 위험으로부터 보호하는 순기능도 갖고 있다. 하지만 현대에는 필요 이상의 과도한 불안으로 고역을 겪는 사람들이 많다. 과도한 불안은 신경이 늘 과도하게 곤두서게 되고 주변의 작은 자극에도 쉽게 짜증이 난다.

사람들은 불안을 매우 불편하고 비정상적으로 느끼기 때문에 마음에서 완전히 없애고 싶어 한다. 하지만 불안은 애초에 완벽히 제거해낼 수 있는 감정이 아니다. 불안은 우리 인간이 필연적으로 밑바탕에 깔고 가야 하는 동반자와도 같은 감정인 것이다. 따라서 중요한 것은 불안을 완벽히 없애기보다 불안과 잘 지내는 법을 터득해 가는 것이다.

어떻게 하면 우리 삶에 필연이 되어 버린 이 불안이라는 녀석과 잘 지낼 수 있을까? 먼저 우리 인생은 원래 불완전하다는 것을 인정해야 한다. 내 삶에서 통제할 수 있는 영역과 통제할 수 없는 영역을 분리해 보는 것도 하나의 방법이다. 연구자들이 사람들의 걱정거리에 대해 조사한 결과, 걱정의 80퍼센트는 일어나지도 않을 일, 18퍼센트는 우리 힘으로 어쩔 수 없는 일에 대한 것이었다고 한다. 걱정거리 중 단 2퍼센트만이 우리 힘으로 해결할 수 있는 일이었다. 만약 우리가 평소 걱정하는 데에 쓰는 수많은 에너지를 지금 자신이 할 수 있는 것에 쏟아 부을 수만 있어도 우리는 삶에 더 집중할 수 있게 될 것이다.

그리고 자신이 정말 두려워하는 것에 실체를 아는 것이 중요하다. 사실 현대 한국 사회에서 기본적인 의식주를 해결하지 못할까 걱정하는 사람은 그리 많지 않다. 그럼에도 불구하고 불안이 지속되는 걸 보면 대부분의 불안이 외부적 요인보다는 자신 안에서 나온다는 것을 의미한다. 불안도가 유독 높은 사람들은 최악의 상황을 머릿속에 그리는 경향이 있다. 자신의 삶에서 최악의 상황이 일어날 가능성을 실제보다 매우 높게 판단하고 대처 능력은 아주 낮게 판단한다. 먼저 자신이 불안해하는 상황이 정말 자신의 생각만큼이나 최악인지, 아니면 그럴 수도 있는 일 인지부터 객관적으로 돌아보아야 한다.

우리 인생은 무수히 많은 요소가 함께 어우러져 성공이나 삶의 만족도를 결정짓게 된다. 예를 들면 선천적 재능, 정서, 인간관계, 태도, 건강, 기회, 타이밍과 같은 것들이다. 또한 자신이 최악으로 상상하는 상황이 사실 생각보다 별것 아닐 수도 있다는 사실을 직시하는 것만으로도 불안은 많이 완화될 수 있다.

두려움을 근본적으로 해결하기 위해서는 두려움의 대상이나 상황을 무작정 회피하지 말고 부딪쳐 보는 것도 좋다. 회피하고 있을 때의 두려움은 도저히 넘을 수 없는 높은 장벽이지만 정작 직면하여 한 번 넘어서고 나면 별 게 아니게 되는 속성이 있기 때문이다. 자신이 두려워하는 대상이나 회피하고 싶은 상황들을 정도에 따라 가장 쉬운 것부터 가장 어려운 것까지 리스트로 나열해 가장 쉬운 것부터 시도해 보면 의외로 쉽게 두려움에서 해방 될 수도 있을 것이다.

예를 들어 대인공포증이 있다면 친구에게 가볍게 인사를 한다거나 모르는 사람과 눈을 마주치는 것 같이 작은 것부터 시작해 보는 것이 좋다. 혹시 실패하더라도 너무 실망하거나 자기 비난으로 몰아가지 말고 다시 시도하면 된다고 가볍게 생각면 된다. 최악의 결과를 초래할 거라고 생각했던 것이 의외로 그렇지 않을 수도 있다는 것을 직접 경험하고 그 경험이 늘어나면 그만큼 자신감도 늘어난 다는 것을 잊지 말아야 한다.

모든 노력에도 불안감이 남아 있다면 기본적인 불안감에 대해서는 불안 자체에 대한 인식 변화가 필요하다. 불안은 우울과 비슷해서 그 자체보다는 불안에 대한 불안으로 인해 더 괴롭다. 다시 말해 자연스러운 불안까지도 비정상적인 불안으로 꼬리에 꼬리를 물며 스스로 문제를 키우게 된다.

예를 들어 발표나 시험 같은 긴장되는 상황에 들어가면 심장이 빨리 뛰고 각성되는 신체 반응이 있는 게 당연하다. 하지만 자기 외 다른 사람들은 모두 덤덤한 것 같고 무조건 떨면 안 된다고 자신을 통제하려고 하면 불안이 오히려 더 심해진다. 결국 불안에 대한 불안 때문에 정말 시험을 망쳐 버리게 된다. 그런 상황에서는 떨어도 괜찮다 라던가 더 떨어도 돼 라고 스스로에게 암시를 주어 긍정적으로 생각한다면 훨씬 더 좋은 결과를 얻을 수 있을 것이다. 불안한 나를 불안해하는 것이 가장 위험하다는 것을 명심해야 한다.

평범할 수 있는 자유

보통 완벽주의자들은 사람들은 완벽한 사람을 좋아할 것이다 라는 믿음을 가지고 있다. 그런데 정말 그럴까? 이들의 추측과 달리 사람들은 생각보다 완벽한 사람을 좋아하지는 않는다. 대부분의 사람은 다가가기 부담스러운 사람보다 평범해도 편안하게 느껴지는 사람과 어울리고 싶어 한다. 완벽주의자들은 보통 대인관계에서도 기준이 높고 경직

되어 있는 경향이 있어 누군가에게 실력으로 인정은 받을 수 있을지 몰라도 인간적으로 사랑받기는 상대적으로 어려운 법이다. 인간적 교감을 나누기가 어렵다고나 할까?

완벽주의의 가장 큰 특징은 남보다 지나치게 기준이 높고 자기 자신을 혹독하게 대한다는 것이다. 하지만 그렇게 열심히 사는 데도 불구하고 정작 본인은 자기 삶에 늘 부족함을 느끼고 만족하지 못한다.

이런 완벽주의의 굴레로부터 벗어나려면 스스로 특별한 존재여야만 한다는 고정관념을 버려야 한다. 특별함에 대한 집착이 자신을 옥죄는 굴레가 되기 때문에 그 집착을 포기하게 되면 초라해질 거라고 생각하지만 사실 그렇지 않다.

이분법적 사고방식에서 벗어나 연속 선상으로 바라보는 연습이 도움이 된다. 우리 삶에는 성공 또는 실패 같은 흑백만 존재하는 것이 아니라 연속 선상의 회색지대가 있다. 그리고 사람들 대부분은 그 중간 지대 어딘가에 분포해 있다. 모든 것을 양극단으로 바라보던 관점을 의식적으로 퍼센트로 바꿔서 보는 연습이 필요하다.

예를 들어 평상시 자신의 기준이 100퍼센트 해내거나 아니면 아예 하지 않기 밖에 없었다면 90퍼센트 하기를 목표로 삼고 10퍼센트는 남겨 숨 쉴 곳을 남겨두는 것도 좋다. 이와 비슷하게 목표를 작게 잡고 쪼개어 하는 연습도 도움이 된다. 또한 결과보다 과정에서 의미를 발견하는 연습도 좋다. 눈에 보이는 성과를 꼭 거두지 못했더라도 그것을 하는 과정에서 얻은 것들을 떠올려 보고 목록형 감사 일기를 써 보는 것도 괜찮다.

물론 한국의 사회 환경 속에서 완벽주의를 내려놓는 일은 쉽지 않다. 하지만 적어도 완벽주의로 인해 얻고 있는 것뿐 아니라 잃고 있는 것도 있다는 것을 잊지 말아야 한다.

덜 예민해지기 연습

우리가 버겁게 느끼는 모든 감정의 근원에는 수치심이라는 감정이 있다. 수치심이란 스스로를 부끄러워하는 마음으로 자기 존재 자체를 있는 그대로 받아들이지 못하는 감정이다. 단순하게 보면 '자존감'과 반대되는 말이라고도 할 수 있다. 우리에게 심적 고통으로 다가오는 대부분의 표면적 감정들(불안, 우울, 화 등) 아래에는 이 수치심이 두텁게 자리잡고 있다.

수치심이 강한 사람일수록 사소한 것에도 쉽게 예민하게 반응하고 남들의 시선을 지나치게 의식하며, 지는 것을 견디지 못하고, 지적이나 비난에 상처를 크게 받는다. 또한 과도하게 꼼꼼해 잡생각이 많고, 자기 비하가 생활화 되어있어 기분이 불안정하다. 환경 변화에도 예민해 남들보다 적응하는데 에너지가 많이 든다.

이런 사람들을 흔히 예민한 성격이라고 묘사하며 다가가기 조심스러워 한다. 하지만 그 누구보다 괴로운 것은 자기 자신일 것이다. 왜냐하면 예민하다 보니 몸도 자주 아프고 원활한 관계를 유지할 수 없고 본인 역량보다 학업이나 일의 성과가 떨어지는 등 일상생활에서 실제적인 어려움을 광범위하게 겪기 때문이다.

이런 예민함은 타고난 것일까, 후천적으로 형성된 것일까. 물론 타고난 기질의 영향도 일부 있을 수 있지만 이 경우는 섬세한 기질을 타고났다고 할 수 있다. 하지만 섬세한 기질은 전체 인구의 20퍼센트 정도에 불과할 뿐더러 자극을 좀 더 민감하게 캐치하고 풍부한 감수성으로 반응하는 예술가에 가까운 특성을 가리킬 뿐, 위에서 묘사한 성격 특성과 많은 차이가 있다. 따라서 예민한 성격은 취약한 몸과 마음이라고 할 수 있다. 똑같은 상황을 일반인 보다 예민하게 반응하는 사람들 이라고 보면 된다. 타고난 것보다는 후천적으로 습득되는 면이 더 큰데 성격이라고 생각하면 타고난 거라 어쩔 수 없고 평생 변화가 불가능한 것처럼 오해하기 쉽다. 취약한 몸과 마음은 부모, 가족, 주위 사람들 등으로부터 자연스럽게 보고 배움으로써 습득하게 되는 경우가 대부분이다. 어떤 상황이든 예외가 있듯 트라우마가 될 만한 충격적 경험 후 급격히 예민한 성격이 되어 고생하는 사람들도 있기는 하다.

후자는 일단 제쳐 두고 만약 학습에 의해 취약한 몸과 마음을 갖게 된 전자라고 한다면 일부러 반대로 행동해 보기 연습을 해보는 것도 좋다. 예를 들면 비난이나 무시당하는 것에 극도로 예민한 사람이 일부러 비난받아 본다거나 깔끔함이나 질서에 지나치게 예민한 사람은 일부러 지저분하게 행동하거나 질서를 깨뜨려 보고 지는 것을 너무도 굴욕적으로 느끼는 사람은 일부러 져 보기도 하고 남에게 조금이라도 폐를 끼칠까 봐 소심해진 사람이은 일부러 남에게 폐를 끼쳐 보고 늘 참기만 하던 사람이은 일부러 감정표현과 할 말을 자주 해서 자신이 고수해 온 삶의 방식과 정반대로 살아 보는 것이다.

이것은 무조건 반대편 성격으로 바뀌어야 한다는 의미가 아니고 예민함의 반대인 둔감함을 연습함으로써 그동안 익숙하게 굳어져 온 삶의 방식에 반동을 주기 위함이다. 자신이 극도로 예민하게 여기며 회피하려던 상황들이 정작 몇 번 겪어 보면 별 거 아닌 일이라 생각될 수도 있고 그러다 보면 자연스럽게 그 영역들에 대한 긴장이 완화될 수 있다. 반대로 너무 둔감해서 문제인 사람이라면 예민함을 연습해 보다 유연한 성격으로 균형을 맞춰야 한다.

막연한 행복의 파랑새를 쫓고 있다면

외적으로 충분히 많은 것을 가진 사람들조차 절망감 속에서 스스로 생을 포기하는 일들을 종종 볼 수 있다. 이처럼 인간에게 가장 절망적인 순간은 자신이 간절히 원했던 것들을 모두 다 가졌어도 여전히 공허하다는 사실을 체감하게 되는 순간일 것이다. 무엇을 갖지 못해 불행한 거라고 믿을 때는 그 무엇만 갖게 되면 만족스러운 삶을 살 수 있을 거라 확신하며 그것을 채우기 위해 무작정 열심히 달리게 된다.

하지만 그것을 이루고 나서도 여전히 심적 갈증이 채워지지 않는다고 느낄 때, 그동안 쫓았던 것들이 모두 허상이었다고 생각되고 커다란 공허함과 마주치게 된다.

이런 일들을 경험 하게 되면 욕구와 욕망을 구별하는 것이 정말 중요하다는 것을 알 수 있는데 그렇다면 욕구와 욕망은 어떻게 다를까? 먹기, 자기, 입기 같은 기본적인 욕구들이 해결되지 않으면 우리 생존이 위협받는다. 하지만 더 잘 먹기, 더 잘 자기, 더 잘 입기 등과 같은 수많은 욕망들은 대부분 비교와 상대적 박탈감으로부터 온다.

우리는 욕구와 욕망을 구분하지 못해 욕망이 해결되지 않으면 생존할 수 없다는 착각 속에서 살아갈 때가 너무 많다. 욕망과 욕구에는 커다란 차이점을 있다는 걸 깨닫지 못하고 비슷하다고 생각을 하기 때문이다. 욕망과 욕구의 가장 큰 차이점은 욕망은 마치 독이 깨진 항아리에 물을 붓는 것과 같이 끝이 없다는 것이다. 열심히 채우지 않은 게 문제가 아니라 처음부터 채워질 수 없는 독이라는 것이 문제인 것이다.

비슷한 맥락으로 불편과 불행을 들 수 있는데 좋은 집, 좋은 차, 좋은 학벌, 좋은 직장, 좋은 인맥 등 이런 것들이 없으면 사회에서 살아갈 때 그것들을 가진 사람들에 비해 분명 불편한 건 사실이다. 하지만 이것이 모두에게 불행이 되지는 않는다. 불행은 반드시 자신의 주관적인 해석을 거쳐 생기기 때문이다. 다시 말해 불편이 자기의 주관에 따라 불행으로 바뀌기도 한다는 뜻이다. 혹시 지금 자신이 삶에 만족하지 못하고 있다면 그것은 욕망 때문인가, 욕구 때문인가. 또 지금 자신이 겪고 있는 것은 불편인가, 불행인가를 잘 따져봐야 한다.

오해의 소지가 있어 덧붙이자면 모든 상황을 마냥 정신승리로 이겨내고 현재 상황에 안주하자는 것은 아니라 끝없는 욕망 속에서 불행의 이유들만 바라보다 끝나는 인생이 되지 않도록 노력하자는 이야기이다. 불행을 잡는 일은 모래사장 위에서 모래알을 줍는 것처럼 쉬운 일이라 여기고 수많은 불편의 상황에도 불행하지 않은 이유들을 찾아본다면 비로소 소소하지만 의미 있는 행복을 매일 맛보며 살아갈 수 있을 것이다.

강해 보일수록 속은 더 여릴 수 있어요

화라는 감정은 보통 다른 사람이 날 무시한다는 주관적 해석을 거쳐 일어나게 된다. 자기 속에 깊숙이 담아 뒀던 결함의식이나 무능력감이 건드려졌을 때 올라오는 감정이다. 다시 말해 화의 뿌리에는 자신의 존재가 거부당했다는 슬픔과 수치심이 자리 잡고 있다고 할 수 있다. 그러니 자주 화를 내는 사람은 사실 속이 무척 여린 사람일 가능성이 높다.

상대방이 화를 낸다고 해서 그 사람이 날 비난한다고 생각하는 대신 지금 저 사람은 자기가 무시당했다고 느끼나 보다 하고 생각하면 된다.

그런 사람들은 자기 감정을 어떻게 분출하고 표현하면 되는지 배워 본 적이 없기 때문에 가까운 롤 모델(주로 부모)로부터 자기감정을 공격적으로 표현하는 모습만 보고 자란 경우가 많다.

또 그 표현 방식이 위협적이다 보니 항상 주변 사람들을 밀쳐 내는 결과를 초래하고 상대에게 다가가고 싶지만 방법이 미숙하니 본심이 또 거절당하게 되고 그러다 보면 더 고립되고 무시당하는 느낌이 들어 화가 심해지는 악순환으로 이어진다.

만약 주변에 폭력을 쓰는 사람이 있다면 그 행위 자체는 단호하게 대처하되 그 숨겨진 마음을 봐 주고 나쁜 행위와 그 사람이라는 존재를 분리해서 바라봐 주는 것이 좋다.

혹시 자신이 쉽게 상처받고 화가 많은 사람이라면 평소 자신의 감정이 속에서 곪지 않도록 의식적으로 관리해 주어야 한다.

화라는 감정에는 도저히 좋은 점은 없을 것 같지만 놀랍게 화에도 순기능이 있다. 화를 통해 자신의 열등감과 취약한 부분을 발견하고 돌보는 기회를 가질 수 있고 자신에게 예민한 특정 주제가 발견되면 그 부분을 회복하는 기회로 삼을 수 있다. 또한 서로가 서로에게 무관한 존재가 아니고 서로에 대한 기대와 애정이 있는 관계라는 것을 확인하는 계기가 될 수도 있다.

더불어, 정당한 화를 통해 우리는 부당한 것으로부터 자신을 보호하고 세상의 불의에 의분을 갖고 저항할 힘을 가질 수 있다. 정말 화가 나야 할 부당한 상황에서 화나지 않고 담담하기만 하다면 오히려 그것이 더 문제이다. 어떤 문제의식이 보이고 그것에 대해 화가 난다면 그것을 개선하는 것이 자신이 앞으로 해야 할 일이 될 수도 있다.

매력이 없는 진짜 이유

세기의 미녀라고 불렸던 유명 여배우들이 세월이 흘러 할머니가 된 모습을 취재한 기사를 본 적이 있다. 세계적인 미인 대열에 오르내리며 인정받았던 이들이지만 고운 피부나 오뚝한 코, 아리따운 눈매, 매끈한 몸매는 더 이상 찾아볼 수 없었다. 하지만 놀라운 것은 그 사람이 지닌 특유의 인상과 미소는 그대로 남아 있더라는 것이다. 외모는 세월의 흐름에 낡아 버린 가죽에 불과하지만 그 사람에게서 풍기는 분위기는 오래도록 간직된다는 것을 느낄 수 있었다.

그렇다고 외모가 중요하지 않다는 건 아니다. 대부분의 사람들이 일단 외모로 상대의 첫인상을 파악하기 때문이다. 하지만 외모가 전부는 아니다. 훨씬 더 중요한 것들이 있다. 우리가 누군가와 관계를 계속 이어갈지 말지는 첫인상인 외모가 아닌 그 사람의 성격, 태도, 인격, 분위기 같은 것들을 보고 결정하기 때문이다. 아무리 예쁘고 잘생겨도 풍기는 느낌이 냉담하고 차갑다면 처음에 잠깐 관심이 갈 수는 있어도 계속해서 보기엔 별로 매력적이지 않을 것이다. 반대로 첫인상이 좀 별로더라도 그 사람에게서 건강한 자신감과 친근한 미소와 배려 깊은 태도 같은 인간적인 매력이 풍겨 나온다면 곁에 오래도록 두고 싶게 된다.

만약 사람들이 자신을 무시하거나 불편하게 대하는 것 같다면 자신의 외모 때문이라고 생각하지 말고 자신의 태도, 말투, 등을 먼저 체크해 봐야 한다. 혹시 정말로 외모 때문에 자신을 놀리거나 무시하는 사람이 있다면 그것은 그 사람의 인격에 문제가 있다고 봐도 무방하다. 그러니 중요한 건 자신부터가 스스로에게 상처 입히지 않는 것이다. 나는 얼굴이 마음에 안 든다 나는 다리가 안 예쁘다 라는 막연한 외모적 콤플렉스 때문에 무작정 자신을 비하하거나 위축되면 안 된다. 왜냐하면 막연한 외모적 콤플렉스는 한 번 생기기 시작하면 끝이 없기 때문이다. 예를 들어 얼굴이 콤플렉스면 얼굴 중 귀, 코, 입 등 세부적으로 너무나 많은 콤플렉스들이 꼬리에 꼬리를 물며 확장 될 수 있기 때문이다.

아무리 화려한 포장지를 사용해도 공허하고 자신감 없는 내면은 결코 가려지지 않는다는 걸 명심해야 한다. 자신의 개성과 가치를 인정하고 나 다울 수 있는 편안함과 거기서 나오는 자신감이 무엇보다 중요하다.

상처를 내 몫으로 가져가진 말아요

생각보다 많은 사람들이 어린 시절 따돌림 당한 경험이 있다. 그리고 그 경험을 말하는 것만으로도 또 한 번의 꼬리표가 붙게 될까 봐 두려워 아무에게도 말하지 못하고 혼자 끙끙 앓다가 그 원인을 자기 자신이 못나서라고 단정하게 됐다는 것이다.

따돌림뿐만이 아니다. 우리가 지닌 대부분의 마음의 상처는 관계적인 아픔으로부터 생겨난다. 사람은 혼자 살아갈 수 없는 사회적 존재이기 때문에 친밀해야 할 가족과의 관계, 친구들과의 관계에서 거부당하고 해를 입게 되면 그 상처는 무척이나 깊고 아프다. 그렇게 되면 모든 대인관계를 포기하고 평생을 혼자 숨어 지내는 은둔형 외톨이가 된 것처럼 지울 수 없는 상처로 곪아 버리기도 한다.

반대로 가해 경험이 있는 사람들과 이야기하다 보면 별 생각 없이 무덤덤하게 그 일을 저질렀다는 사실에 많이 놀라게 된다. 피해자에게는 평생 지울 수 없는 상처로 남게 되는 수많은 사건을 정작 가해 당사자들에게는 철없던 시절에 저질렀던 가벼운 장난 정도의 일이라고 여기고 있다는 걸 알았을 때 큰 충격을 받았다.

하지만 바꾸어 말하면 엄청난 악의로 인해 일어난 따돌림이나 폭력은 생각보다 많지 않더라는 이야기이기도 하다. 사실 피해자가 정말 못나서가 아닌 가해자들의 공감능력 부족과 감정 조절의 부족으로 생긴 미숙함이 원인인 사건들이 대부분인 것이다. 그리고 그 가해자는 과거에 또 다른 가해자의 피해자였던 경우가 대다수라는 점도 놀랍다.

분명한 건 상처는 치료하면 아물고, 치료하지 않으면 곪는다는 것이다. 치료된 상처는 흉터는 남겠지만 잘 아물고 나면 더 이상 통증을 느끼지 않고 지낼 수 있게 된다. 반대로 치료되지 않고 방치된 상처는 마치 패혈증처럼 처음에는 작아 보여도 점점 악화되어 생명을 위협하는 수준까지 번질 수도 있다. 이에 가장 중요한 것은 상처를 적시에 치료해야 하고 자신이 그 상처를 왜 입었는지 되새기지 말아야 한다는 것이다. 자신을 다치게 한 상대방의 칼이 얼마나 날카로웠는지, 그 칼을 피하지 못한 자신이 얼마나 모자랐는지 계속 되새기는 동안 정작 자신의 상처는 방치되어 곪아 가기 때문이다.

몸은 자랐지만 마음은 어두운 감옥 속에 갇혀 버린 자신을 너무 늦지 않게 그 속에서 나오게 해야 한다. 말처럼 쉽지 않겠지만 노력이라도 해야 한다. 마냥 방치해 두면 정말 위험한 상황까지 이르게 되기 때문이다. 그게 마음처럼 빨리 되지 않는다고 자책하지 말고 긴 호흡으로 천천히 가는 것이 가장 좋은 방법이다.

가뿐하게 선택하고 덜 후회하는 법

'인생은 B(Birth)와 D(Death) 사이의 C(Choice)'라는 말이 있을 만큼 우리는 살면서 크고 작은 선택 상황들을 마주하게 된다. 작게는 뭘 살지 부터 크게는 어떤 학과에 가고 어떤 직업을 선택할지 같은 문제까지 다양하다.

그런데 이런 선택과 결정을 스스로 하는 데에 어려움을 느끼는 사람들이 요즘 많아지고 있다. 이를 가리켜 선택장애 또는 결정장애 라고 한다.

사실 이런 결정장애는 전적으로 개인의 성격 탓이라고만 이야기할 수 없는데 그 이유는 현대 사회가 선택의 폭이 너무 넓어 우리 뇌를 혼란스럽게 만들기 때문이다. SNS와 수없이 쏟아지는 광고 탓에 자신이 선택하지 않은 것들을 접하며 비교할 기회도 많고 시행착오나 실패를 잘 용납하지 않는 사회 분위기도 결정장애를 부추기는 요인이다. 또한 부모들이 자녀들 스스로 해야 할 선택까지 대신해 주는 일이 빈번해 스스로 선택하고 책임지는 연습을 할 기회가 점점 줄어드는 것도 결정장애를 가진 사람들이 많아지는 이유 중 하나다. 결정장애에서 벗어나려면 먼저 자기 자신이 어떤 상태인지 정확하게 알고 고쳐보려는 확고한 의지가 필요하다.

그럼 결정장애에서 벗어날 팁을 몇 가지 소개하겠다.

첫째, 고민도 비용이라고 생각해야 한다. 지나친 신중함은 오히려 선택의 만족감을 떨어뜨린다. 너무 많은 고민비용을 치를수록 '내가 이렇게까지 힘들게 결정한 건데' 하며 보상 욕구가 커지기 때문이다.

둘째, 작은 것부터 조금 덜 고민하고 선택하는 연습을 해야 한다. 무엇을 먹을지, 무엇을 살지와 같은 사소한 것에서부터 일단 결정 내려 보는 연습을 하면 좋다. 그러다 보면 실패를 통해서는 배우고, 성공을 통해서는 기쁨을 얻는 경험들을 할 수 있으며 이를 통해 점차 선택하기의 두려움에서 점점 멀어질 수 있다.

셋째, 중요한 결정을 내려야 할 때 종이에 표로 만들어 단순화해 보는 것도 좋다. 가로 칸에는 선택지들을, 세로 칸에는 얻는 것(기대하는 것)과 잃는 것(포기 또는 감수해야 할 것)을 써 보는 것이다. 그 후 자신에게 상대적으로 덜 중요하다고 생각되는 요소들은 과감하게 X 표시를 하면 최종적으로 가장 중요한 요소들 몇 개만 남게 된다. 그것으로만 비교해도 결정 내리기가 훨씬 수월할 것이다.

마지막으로, 완벽한 선택을 해야 한다는 강박과 잘못된 선택이 가져올 후폭풍에 대한 두려움을 내려놓아야 한다. 사실, 우리의 환상과 달리 세상에는 완벽한 선택이란 것 자체가 존재하지 않는데 모든 선택에는 기본적으로 득과 실이 함께 내포되어 있기 때문이다. 따라서 어떤 선택을 하든지 조금씩의 아쉬움과 후회는 존재한다.

하지만 희망적인 것은 얼마나 선택을 잘했는지 보다는 자신이 내린 선택에 얼마나 충실했는지가 결과를 좌우할 때가 훨씬 많다는 것이다. 만약 선택을 내려놓고도 불안한 마음에 그 선택에 집중하지 못한다면 당연히 좋은 결과를 얻을 수 없다. 이땐 잘못된 선택이 아니라 자신의 불안과 무책임이 실망스러운 결과를 낳은 셈이 된다. 스스로 선택하고 책임지는 과정 자체에 성장이 있으니 일단 결정을 내렸다면 뒤돌아보지 말고 그 선택에 충분히 몰입하는 연습을 하는 것이 가장 중요하다.

따뜻한 말 한마디

가장 소중히 해야 할 자신의 몸을 스스로 해치는 이들이 있다. 이들은 그러지 말아야지 하면서도 자신의 몸을 아프게 해야 마음이 놓인다고 한다. 지금 이 책을 읽고 있는 독자의 이야기일 수도, 혹은 자신의 친구나 주변 사람들 누군가의 이야기일 수도 있다.

이런 증상을 들키게 되면 주변 사람들은 보통 미쳤다, 의지박약이다, 유약하다와 같은 비난의 눈길을 보낸다. 남들은 힘들어도 다 참고 사는데 너는 왜 그렇게 가족을 힘들게 하냐 같은 비난도 너무도 쉽게 한다. 하지만 이런 말과 시선은 이들의 마음을 갈기갈기 찢어 놓을 뿐이다.

이들은 많은 사람들의 오해와 달리 부모나 주변 사람들을 겁주기 위해 자신을 해치는 것이 아니라 그 누구도 탓하지 못해 혼자 고통을 짊어지려다 주저앉아 버린 미련할 만큼 착한 사람들이 대부분이다.

이들은 주변인들의 관심을 끌기 위한 관심종자도, 부모를 위협하려는 것도 아니다. 죽고 싶을 만큼 힘들지만 그래도 살고 싶어서 자신도 모르게 그렇게 하는 것이다. 자신이 살아있다는 걸 그렇게라도 표현해야 안도하기 때문이다. 심적으로 너무 고통스러워 차라리 몸을 아프게 해서라도 그 고통을 잊으려고 한다. 극심한 심리적 고통에 대한 진통제 같은 것이다.

이들을 힘들게 하는 것은 불안정한 환경, 사이가 좋지 않거나 무관심한 가족, 불투명한 미래에 대한 두려움, 사람 관계에서의 상처 등 여러 가지일 수 있다. 하지만 이들을 진짜로 아프게 하는 것은 이 고통을 견뎌 낼 사람이 곁에 아무도 없다는 느낌이다.

세상에 수많은 사람이 있지만 자신의 곁에 아무도 없다는 느낌, 내 편 하나 없고 철저하게 혼자라는 느낌, 아무것도 통제할 수 없는 무기력한 현실 속에서 오직 자신의 몸은 자신이 통제할 수 있는 유일한 것이기 때문에 자신의 몸에 손을 대게 된다. 죽을 만큼 힘들지만 이렇게라도 해야 살아 있다는 걸 느끼기 때문이다.

이들에게 가장 필요한 건 내 편이 되어 주는 사람, 그리고 따뜻한 말 한마디다. 비난 대신 있는 그대로의 이들을 인정하고 스스로를 해치지 말라는 충고나 빨리 나아지라는 등의 영혼 없는 이야기는 전혀 도움이 되지 않기 때문에 "많이 힘들었구나", "같이 노력해 보자"란 말로 그 사람의 편이 돼 주어야 한다. 다시 말해 너와 나는 같은 편이다 라는 느낌을 주었다면 충분하다. 중요한건 몸의 상처보다 마음의 상처를 봐주는 것이다.

저마다의 아킬레스건

똑같은 장소에 있어도 누군가에게는 그곳이 즐겁고 유쾌한 곳인 반면, 누군가에게는 삭막하고 차가운 곳으로 느껴질 수 있다. 이 둘의 차이는 그곳에서 종일 어떤 사람들과 어떻게 지내고 있는지 일 것이다. 마주치기 껄끄럽거나 자신을 힘들게 하는 사람과 한 공간에 있어야 한다면 설령 그곳이 세상에 둘도 없는 유쾌한 장소라 할지라도 지옥처럼 느껴져 매일 그곳에 가야 하는 게 큰 고역일 것이다. 직장생활 스트레스의 가장 큰 비중을 차지하는 게 바로 인간관계라고 해도 과언이 아니다. 사람 간의 관계 문제는 평생 동안 우리가 풀어야 할 숙제이다.

인간관계로 마음이 괴로울 때 일단 자신의 영역과 상대방의 영역을 분리해서 생각해 보면 조금은 덜 괴롭게 느껴질 것이다.

조금이나마 이 괴로움에서 벗어나려면 자신의 영역부터 차근차근 살펴야 하는데 먼저 자기 안의 상처나 열등감 부위가 건드려져서 힘든 건 아닌지 돌아보는 것이다. 상처나 열등감은 빛을 굴절시키는 프리즘과도 같아서 상대방의 말과 행동을 실제보다 증폭하거나 왜곡해서 받아들이게 만들기 때문에 내 안의 어떤 취약 부위(아킬레스건)가 건드려지면 마음이 쉽게 상한다. 상처 주려고 의도하지 않은 악의 없는 말과 행동들까지도 모두 비수가 되어 꽂힌다.

예를 들어, 스스로 똑똑하다고 생각하고 누구나 인정하는 실제로 똑똑한 사람에게 머리 나쁘다고 놀리면 발끈할 이유가 없을 것이고 오히려 별스럽지 않은 농담처럼 흘려보낼 수 있을 것이다. 하지만 머리 나쁜 게 콤플렉스인 사람에게 장난으로라도 머리가 나쁘다고 놀리면 상처가 될 것이다. 취약 부위라는 것은 누군가에겐 가난일 수도 있고, 누군가에겐 부모일 수도 있고, 누군가에겐 성적이나 외모, 성격, 혹은 또 다른 무언가일 수 있다. 자신의 안에는 어떤 취약 부위가 있는지 냉철하게 판단하고 인지하고 있어야 한다.

　다른 한편으로는 상대방의 마음을 같이 봐 주어야 한다. 자신도 그렇듯 다른 사람들에게도 각자만의 취약 부위가 있어 그 부위를 건드렸을 때 슬픔은 화로, 두려움은 비겁한 태도로 표현된다. 만약 어떤 사람이 비슷한 상황들로 여러 사람과 반복적으로 갈등을 겪는 다면 그 사람의 콤플렉스로 인한 것일 가능성이 높다. 자신은 아무 뜻 없이 한 말이나 행동에 상대방이 지나치게 예민하게 반응하는 것 같아 이해가 안 될 때 상대방은 지금 아킬레스건이 건드려져 있는 상태 라고 생각하고 행동한다면 훨씬 쉽게 관계의 실타래를 풀 수 있을 것이다.

　이 모든 방법으로도 마음이 소화하기 어려운 고약한 사람을 만나 속상할 때도 있고 부조리한 권위자나 도저히 말이 통하지 않는 사람이 있을 수도 있다. 그럴 땐 그냥 길 가다 개똥을 밟은 상황처럼 간단하게 생각하는 것도 마음에 응급처치가 될 수 있다. 개똥을 밟았다고 해서 내가 왜 이걸 밟았는지, 무슨 색인지, 무슨 냄새인지 깊이 생각하며 주저앉아 있진 않을 것이다. 잠시 놀라긴 하겠지만 이내 발에 묻은 것을 닦아 내고 그냥 아무 일 없었던 것처럼 가던 길을 계속 가면 된다.

　살면서 어떤 사람들과 마주치게 될지, 그들이 자신을 어떻게 대할지는 자신이 선택할 수 없지만 그것에 어떻게 반응할지 만큼은 자신이 선택할 수 있다. 그러니 자신의 마음을 타인에게 함부로 침범 당하도록 방치하지 말고 나와 상대방을 동시에 생각하고 배려하는 훈련을 꾸준히 해야 할 것이다.

공허한 순간을 어떻게 견디고 있나요?

사람이라면 누구나 마음에 크고 작은 공허감이 있다. 그리고 그 빈 공간을 무언가를 통해 채우고 싶은 본능이 있다. 누군가는 그 공간을 운동, 책, 음식을 통해 채우려 하기도 하고 누군가는 게임, SNS, 영상, 술, 담배, 성행위와 같은 것들로 채우려 하기도 한다. 당신은 평소 무엇에 푹 빠져 살아가고 있는가? 어떤 것에서 충족감과 기쁨을 얻는가?

정도의 차이가 있을 뿐 사실 사람들은 다들 무언가에 조금씩 기대어 살아가고 있다. 살면서 좋아하는 게 있고 활기를 얻을 수 있는 뭔가가 있다는 것 자체는 좋은 일이다. 하지만 삶의 모든 것을 그것에 할애하여 다른 것을 하지 못할 정도에 이르면 자신을 통제할 수 없는 수준까지 과도해지고 자신이나 타인에게 해를 주게 되는데 사람들은 그것을 중독이라고 한다. 무언가가 지나친 것인지 알기 위해서는 간단하게 네 가지 기준으로 확인할 수 있다. 내성, 금단, 일상생활의 지장, 자기조절력의 상실 여부가 바로 그것이다. 만족감을 얻기 위해 그것을 점점 더 많이 해야 직성이 풀리고(내성), 그것을 못 하면 짜증과 불안을 느끼며(금단), 그로 인해 수면 부족이나 지각 등 일에 집중하지 못하는 문제를 겪게 되고(일상생활 지장), 그래서 줄여야지 또는 안 해야지 해도 마음대로 되지 않는다면(자기 조절력 상실) 위험 단계에 이르렀다 보아도 무방하다.

사실 처음부터 지나치게 빠져야지 하고 의도하면서 무언가를 시작하는 사람은 없을 것이다. 하지만 하다 보니 자신도 모르게 그것에 점점 더 빠져들고 뒤돌아보니 어느새 중독되어 빠져나오기 힘든 상태까지 다다른 자신을 보게 된다. 우리는 왜 어떤 것에 그렇게까지 빠져들게 되는 것일까? 크게 두 가지 이유가 있을 수 있는데 첫째는 자신이 정말로 원하는 무언가가 현실에서는 충족되지 않고 있기 때문이다. 어떤 사람에겐 그것이 휴식이나 자유일 수도 있고 어떤 사람에겐 성취감과 인정일 수도 있고 어떤 사람에겐 소속감과 친밀감일 수 있다. 예를 들어 온종일 바쁜 업무에 시달리다 온 사람에게 각종 즐길 거리를 제공하는 스마트폰은 아무 생각 없이 스트레스를 해소할 수 있는 유일한 휴식이자 자유로 느껴질 것이다. 또한 잘했다는 인정을 받지 못하고 성과도 쉽사리 오르지 않아 답답한 사람은 단시간에 전투에서 이기고 돋보이는 승자가 될 수 있는 게임이 성취감을 느끼고 인정을 받을 수 있는 유일한 대상일 것이다. 평소 마음이 통하는 친구도 없고 늘 고립감을 느끼던 사람에게는 누군가를 익명으로 만나 가상의 공간에 속마음을 가감 없이 풀어 놔도 되는 인터넷 커뮤니티가 유일하게 소속감과 친밀감을 느낄 수 있는 공간일 것이다.

두 번째 이유는 아무것도 하지 않는 시간 자체가 불안한 경우다. 그래서 다른 곳으로 시선을 돌리는 게 속이 편한 것이다. 일반적으로 사람들은 아무것도 하지 않는 시간에 주로 재충전을 위한 휴식을 취한다 하지만 아무 것도 하지 않는 것 자체가 불안한 사람들은 항상 무언가를 해야 직성이 풀린다. 할 게 없어도 습관적으로 몇 초에 한 번씩 스마트폰을 켜 보는 사람들도 그런 경우 중 하나일 것이다.

우리는 자본주의 사회에 살면서 시간이 돈이라고 배워 왔으며 바쁨이 곧 성공의 미덕인 것처럼 배워 왔다. 휴식의 의미와 중요성을 가르쳐 준 사람은 아무도 없었을 것이다. 그러니 잠시라도 아무것도 안 하고 가만히 있으면 그 순간이 이상하거나 불안하게 느껴진다.

공부하거나 책을 읽기에는 지쳤고 가족들과 대화하는 것도 어색하다. 그러다 보면 무언가 혼자 할 수 있는 것을 찾게 되는데 결국 '가만히 있는 불안'을 메우기 위해 자꾸 무언가로 주의를 돌리게 되는 것이다.

무언가에 지나치게 빠져 있다는 생각이 들지만 조절되지 않아 고민이라면 먼저 그 대상이나 활동을 통해 자신이 어떤 보상을 얻고 있으며 그 보상으로 인한 쾌감의 강도가 어느 정도 인가를 곰곰이 생각해 보아야 한다. 진정 자신이 원하는 것이 휴식이나 자유인지, 성취감이나 인정인지, 소속감이나 친밀감인지를. 그리고 그것을 현실 속에서 건강하게 충족할 수 있는 방법을 몇 가지 소개해 보겠다.

매일 밤 5~10분 정도 알람을 맞춰 놓고 젊은 사람들 사이에서 아무것도 안 하기란 뜻의 유행어인 멍 때리기 시간을 가져 보는 것을 추천한다. 아무것도 없는 벽을 바라보고 앉아도 좋고, 천장을 바라보고 누워도 좋고, 자기가 있는 곳에서 가만히 눈을 감아도 좋다. 아무것도 하지 않는 불안을 견뎌 내고 진짜 자신을 마주하는 연습을 해 보는 것이다. 이때 자신의 내면에 가만히 접속하는 시간을 가질 수 있다. 과거에 대한 후회나 미래에 대한 걱정 같은 여러 가지 잡생각들이 올라와 혼란스러워 질 수 있을 것이다. 그럴 땐 그 생각들로부터 채널을 돌리고 자신이 지금 무엇을 느끼는지, 원하는 것은 무엇인지 등 현실적인 생각으로 전환하는 것이 바람직하다. 신체 감각에 집중해도 좋다. 떠오르는 자신의 생각과 감정들을 비난하거나 평가하지 말고 그저 묵묵하게 관찰하듯 편안하게 바라보는 것이다. 공허함의 순간을 견디고 그 안에 머무르는 힘이 생긴다면 비로소 그 속에서 진짜 자신이 누구인지, 무엇을 원하는지를 볼 수 있게 될 것이다.

뛰어난 소수가 아니어도 괜찮아요

학창시절 공부를 잘했던 학생이 사회인이 된 이후 성과를 올리지 못하고 이에 자존감도 함께 사라져 고민하는 사람들이 있다. 하지만 실제로 사라진 것은 자신감(자기 효능감)이지 자존감이 아니다. 또 고집이 세거나 자기주장이 강한 사람들은 높은 자존감을 가지고 있을 거라 생각하지만 실제로 자존심(지기 싫어하는 마음)이 강할 뿐 자존감이 높은 것이 아니다.

그렇다면 자존감은 무엇일까? 자존감은 아기가 아무 것도 하지 않아도 그 존재만으로도 사랑스러운 것처럼 무엇을 잘하든 못하든, 자신을 있는 그대로 소중한 존재라고 확신할 수 있는 마음이다. '난 남보다 돋보여야만 해'는 생각은 높은 자존심에 속하고 '난 나 자체로는 자신이 없어'는 낮은 자존감에 속한다.

자존감의 천적은 삶을 피폐하게 만들 수도 있는 비교이다. 삶을 피폐하게 하는 비교는 누구나 한번쯤 경험해 봤을 것이다. 왜 우리는 자꾸 남과 비교하며 살게 될까? 그 뿌리에는 남보다 뛰어나지 않으면 도태

되고, 결국엔 사회에서 살아남을 수 없을 거라는 불안이 도사리고 있는 것 때문이다. 그래서 필자는 습관적인 비교로 마음이 너무 힘들 때, 사회는 약육강식의 정글이 아닌, 다양한 사람들이 힘을 합쳐 살아가는 곳이라고 생각하며 사회에 대한 관점을 전환 시킨다. 그러면 신기하게도 상대방을 나의 경쟁자가 아닌 협력자로 보이게 된다.

비교의식 하면 제일 먼저 생각나는 게 아마도 성적 일 것이다. 냉정하게 말해 모두가 다 공부를 잘할 수는 없다. 공부 머리가 좋은 것도 선천적으로 주어지는 여러 재능 중 하나(지적 재능)이기 때문이다. 꽤 오랫동안 사람들은 지적 지능만을 지나치게 강조해 왔다. 세계적인 심리학자 하워드 가드너는 다중지능이론을 통해 인간에게는 그보다 훨씬 다양한 유형의 능력이 있다고 밝혔다. 신체운동 지능, 음악 지능, 공간 지능, 자연친화 지능, 자기성찰 지능, 인간친화 지능(대인적 지능), 실존적 지능과 같은 것들이다. 이런 다양한 재능을 지닌 사람들이 존재하기 때문에 세상이 돌아갈 수 있는 것이다. 사람들은 모두 자신만의 원재료 같은 타고난 재능이 있다. 그게 뭔지 모르겠다면 아직까지 자신의 재능을 발견하거나 키울 기회를 충분히 가지지 못한 것뿐이다. 자신의 고유한 재능에 기질, 관심사, 경험, 가치관 같은 것들이 함께 더해지면 그 조합 자체가 곧 자신의 독특한 재능이 될 수 있다.

현대사회에 이른 지금 이 시점에도 몇 가지 지능만을 요구하는 형식의 시험을 통해 값이 매겨지는 평가 체제가 주를 이루고 있기 때문에 여러 가지 지능이 어우러지는 것이 쉽지 않다.

하지만 사람은 쓸모에 따라 가격표를 붙이는 물건이 아니라는 것 하나는 잊으면 안 된다. 자신이 먼저 스스로를 물건이 아니라 사람으로 취급하는 게 우리가 할 수 있는 첫 출발인 것이다. 물론 안주하지 않기 위해 때론 비교도 필요하다. 하지만 타인이 아닌 자신하고만 비교하고 현재의 나를 어제의 나와 내일의 나와만 비교하는 것이다. 지금의 나와 이전의 나를 비교할 때 성숙하고 발전해 가는 자신을 발견하는 즐거움이 있다. 그리고 지금의 나와 앞으로 되어질 나를 비교할 때 보다 실현 가능한 이상을 향해 힘 있게 나아갈 수 있을 것이다.

나는 누구를 위해 착하게 사는가

'착한 아이 증후군(Good Boy Syndrome)'은 타인의 마음에 들기 위해 자신의 감정과 욕구를 억제하면서까지 지나치게 노력하는 것을 말한다. 착한 아이 증후군을 지닌 사람들은 대인관계를 맺을 때 자신이 타인에게 착하게 행동하고 있는지, 타인도 자신을 좋을 사람이라고 생각하는지 끊임없이 눈치를 보게 되기 때문에 위축된 말과 행동을 하게 되고 내면에 자유와 만족감이 없다.

겉으로는 타인과 갈등 없이 원만하게 지내는 것 같아 보이지만 속을 들여다 보면 친밀한 관계를 맺지는 못하는 경우가 많은데 그들은 자신이 남들에게 하는 만큼 남들이 자신을 배려하지 않는 것에 쉽게 마음이 상하며 분노하게 된다. 분노 마저도 밖으로 표출하지 못하고 대부분 속으로 삭이는데 자기 자신은 착한 사람이어야 하기 때문이다. 자신은 타인에게 맞추기 위해 에너지를 엄청나게 쏟는데 남들은 그렇지 않으니 항상 자신만 희생하고 손해 보는 것 같아 억울해 한다. 하지만 아무도 그들에게 희생을 요구한 적이 없다. 냉정하게 이야기하면 그 희생을 스스로 해 놓고 자신만큼 희생하지 않는다는 이유로 상대방을 나쁜 사람으로 만들고 밀어낸다. 게다가 자기 내면의 소리는 무시한 채 외부의 기대에만 부응하는 삶을 살다 보니 점점 자기 자신이 없어지는 것 같은 외로움까지 갖게 된다. 결론적으로 자기다운 인생도 살지 못할뿐더러 타인과도 형식적이고 피상적인 관계에만 머무르게 된다.

착한아이증후군의 짐을 내려놓고 싶다면 다음 질문들을 스스로에게 던져 보면 좋겠다. 먼저 자신은 착하다는 것을 어떻게 정의 내리고 있는가? 그리고 과연 나는 누구를 위해 그것을 고수해 왔는가? 정말 그 사람을 위해서인가? 아니면 미움 받을까 불안한 자기 자신을 위해서였나?

냉정하게 이야기하면 착한아이증후군은 모두에게 좋은 사람으로 남으려는 욕심일 수 있다. 모든 사람에게 좋은 사람으로 남기 위해 진짜 자신의 속내를 숨긴 채 상대방과 관계 맺는다면 이것은 정말 착한 것일까? 진짜 착함은 자신을 위해 남에게 무조건 맞추는 것이 아닌, 자신의 의사를 분명하게 표현하며 때로는 갈등도 하고 때로는 나쁜 사람도 되면서 상대와 대등하게 관계 맺는 모습일 것이다.

자신의 감정과 욕구를 무시하지 말고 적절하게 드러내는 것도 하나의 방법이 될 수 있다. 만약 자신이 그렇게 할 때 정말 자신을 싫어하거나 떠나는 사람들이 있다면 그들을 진정한 친구라고 보기는 어렵다.

이와 반대로 적절한 한계 내에서 자신을 드러냈을 때 여전히 자신을

하나의 인격체로 인정하고 좋아해 주는 사람들이 있다면 분명 그들과
좋은 친구가 될 수 있을 것이다.

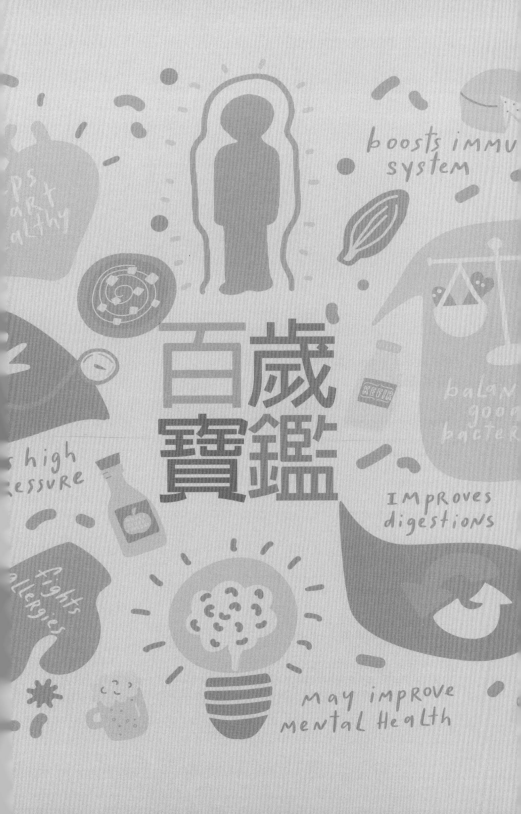

하루 5분으로 끝내는 건강 상식

백세 보감

초판 발행| 2020년 2월 20일

지 은 이| 이창호

펴 낸 이| 이창호
디 자 인| 이보다나
인 쇄 소| 거호 커뮤니케이션

펴 낸 곳| 도서출판 북그루
등록번호| 제2018-000217
주   소| 서울특별시 마포구 토정로 253 2층(용강동)
도서문의| 02) 353-9156

ISBN 979-11-90345-03-3 (13510)

(CIP제어번호 : CIP2020003774)
이 도서의 국립중앙도서관 출판예정도서목록(CIP)은 서지정보유통지원시스템 홈페이지(http://seoji.
nl.go.kr)와 국가자료공동목록시스템(http://www. nl.go.kr/kolisnet)에서 이용하실 수 있습니다.